ullstein

Das Buch

Mit einer Oberfläche von fast zwei Quadratmetern ist die Haut unser größtes Sinnesorgan – und unser vielseitigstes. Wie ein Wasserballon hält die Haut unseren Körper zusammen. Sie schützt uns vor Kältetod, Bakterien und gefährlicher Sonnenstrahlung. Die Haut kann atmen, sehen und sogar rechnen. Stress, Sonne und ein ungesunder Lebensstil machen sie krank. Was lässt sie alt aussehen und wie gehen wir pfleglich mit ihr um? Informativ und unterhaltsam vermitteln Dr. Johannes Wimmer und Prof. Dr. Matthias Augustin wertvolles Wissen zu Funktion und Aufbau der Haut, beleuchten das Wechselspiel mit Psyche und Krankheiten und geben Tipps für eine schöne und gesunde Haut.

Die Autoren

Dr. Johannes Wimmer ist Deutschlands erster Arzt mit einem Videoblog. Als Dr. Johannes klärt er online, in Printmedien und TV regelmäßig zu allen Themen rund um die Gesundheit auf. Er forscht in der Dermatologie der Universitätsklinik Hamburg-Eppendorf und lebt mit seiner Familie in Hamburg.

Prof. Dr. Matthias Augustin ist Direktor des Instituts für Versorgungsforschung in der Dermatologie und bei Pflegeberufen an der Universitätsklinik Hamburg-Eppendorf und Experte für unsere Haut.

Von Dr. Johannes Wimmer und Prof. Dr. Robin Haring sind in unserem Hause außerdem erschienen:

Fragen Sie Dr. Johannes
Ein Schnupfen ist kein Beinbruch. Warum weniger Medizin oft gesünder ist

Dr. Johannes Wimmer
Prof. Dr. Matthias Augustin
Prof. Dr. habil. Robin Haring

Alles über die Haut

Wie Sie gesund und natürlich schön bleiben

Ullstein

Besuchen Sie uns im Internet:
www.ullstein-buchverlage.de

Wichtiger Hinweis

Bei Hautproblemen kann Ihnen dieses Buch helfen, die Hintergründe Ihrer gesundheitlichen Beschwerden besser zu verstehen und gezieltere Fragen zu Ihrer Erkrankung bzw. Behandlung zu stellen. Die Ratschläge in diesem Buch sind von den Autoren und dem Verlag sorgfältig erwogen und geprüft. Sie bieten jedoch keinen Ersatz für kompetenten medizinischen Rat. Jeder Leser ist für sein eigenes Handeln selbst verantwortlich. Alle Angaben in diesem Buch erfolgen daher ohne jegliche Gewährleistung oder Garantie seitens des Verlages oder der Autoren. Eine Haftung der Autoren bzw. des Verlages und seiner Beauftragten für Personen-, Sach- und Vermögensschäden ist ausgeschlossen. Zum Schutz von Personen wurden Namen verändert und Handlungen, Ereignisse und Situationen abgewandelt.

Sprachregelung

Zur Vereinfachung beim Schreiben und Lesen wird immer die männliche Form verwendet: *der* Patient, *der* Arzt usw. Dieser Artikel gilt als allgemeiner Gattungsbegriff und schließt weibliche Personen automatisch ein.

MIX
Papier
FSC FSC® C083411

Ungekürzte Ausgabe im Ullstein Taschenbuch
1. Auflage August 2019

Umschlaggestaltung: zero-media.net, München
Titelabbildung: © FinePic®, München; © MedServation (Foto)
Illustrationen im Innenteil: Melanie Hauke, Berlin
Satz: Pinkuin Satz und Datentechnik, Berlin
Gesetzt aus der Quadraat Pro
Druck und Bindearbeiten: CPI books GmbH, Leck
ISBN 978-3-548-06024-8

Inhalt

Vorwort 9

Ein Multitalent stellt sich vor 13

Steckbrief Haut 20

Freunde und Feinde der Haut 22

Das geht unter die Haut 24

Schwangerschaft, Cellulite und andere Herausforderungen der weiblichen Haut 29

Männer haben ein dickes Fell 35

Hautalterung – Was genau passiert, wenn die Haut altert 41

Superfoods für eine gesunde Haut 55

Ohne Schweiß kein Preis 63

Anti-Aging-Creme, Naturkosmetik oder: Was eine gesunde Haut wirklich braucht 67

Deutschland: Jetzt auch Weltmeister im Bad 74

Die ultimative Haut-Shopping-Liste 79

Achtung, Sonne! So schützen Sie Ihre Haut richtig 82

Schönheit aus dem Solarium? 92

Frühling, Sommer, Herbst und Winter –
die perfekte Hautpflege für jede Jahreszeit 98

Die richtige Pflege für jeden Hauttyp –
Ihr persönliches Hautpflegeprogramm 105

Ihr Hautpflegecheck 116

Das Arschgeweih muss weg –
Tattoos, Piercings und andere hautechte Sünden 118

Hyaluronsäure vs. Botox –
Wer gewinnt im Kampf gegen Falten? 131

Schönheit liegt im Auge des Betrachters 136

Akne, Pickel und Herpes –
Hautprobleme, die die Welt nicht braucht 138

Die Haut – Spiegel der Seele? 146

Diagnose Hautkrebs – häufiger als gedacht 152

Leberfleck oder Hautkrebs? Wann muss ich zum Arzt,
und was kann ich selber tun? 160

Verbrennungen müssen nicht sein 165

Hilfe – Blut! Was tun bei Verletzungen? 168

Die häufigsten Hautprobleme –
Tipps und Behandlungshilfen 177

Testen Sie Ihr Wissen: Haut-Quiz 182

Nachwort 187

Glossar 189

Für Ihre Notizen 195

Literatur 197

Vorwort

Die Haut ist die Visitenkarte unseres Lebens. Kein anderes Organ des menschlichen Körpers erlaubt so vielfältige Einblicke in unsere Stimmungslagen, unseren Lebensstil und unsere Gesundheit. Stress und Nervosität, Rauchen und Bewegungsarmut, Schlafmangel und gesundheitliche Belastungen werden auf den wichtigsten zwei Quadratmetern Ihres Lebens direkt sichtbar. Es gibt aber noch viele weitere Gründe, die eigene Haut besser kennenzulernen. Denn unsere Haut steckt in einer kniffligen Situation. Wir alle werden zwar immer älter, aber genau dieses Altern wird auf der Haut am stärksten sichtbar. Mit anderen Worten:

Alle wollen älter werden, aber niemand möchte alt aussehen.

Deshalb ist es kein Zufall, dass die Entwicklung neuer Kosmetika mehr Geld verschlingt als die Forschung für Medikamente gegen schwere Krankheiten. So geben amerikanische Frauen jährlich *zwei Milliarden* Dollar für Hautverjüngungen aus, und die Zahl kosmetischer Eingriffe ist in den letzten Jahren um unglaubliche 500 Prozent angestiegen.

Interessant ist, dass der vielbeschriebene Jugendwahn keineswegs von den Alten ausgeht. Botox-Injektionen werden beispielsweise von über 65-Jährigen am wenigsten nachgefragt. Erstaunlich, denn diese Altersgruppe hätte doch eigentlich am meisten Anlass, die Zeichen der Zeit kosmetisch behandeln zu lassen. Obwohl die Hälfte der

Deutschen bereits über 50 Jahre alt ist, können wir die explodierenden Zahlen vermeintlich verschönernder Eingriffe nicht dem demographischen Wandel in die Schuhe schieben. Viel eher scheint in einer alternden Gesellschaft der Wunsch nach einem vital-jugendlichen Aussehen immer wichtiger zu werden. *Jeder möchte eine samtweiche, gepflegte und gut duftende Haut haben – und das am besten ein Leben lang.*

Wie hoch die Ansprüche an die Haut sind, ist auch in unserer ärztlichen Praxis sehr deutlich spürbar. Meistens sind jedoch die Kenntnisse der Patienten über die eigene Haut gering. Viele wissen nicht genau: Wie funktioniert die Haut überhaupt? Welche Aufgaben und Bedürfnisse hat sie? Was kann ich selber für eine gesunde und schöne Haut tun? Und wie pflege ich meine Haut überhaupt richtig? Dieses Buch soll Ihnen bei der Beantwortung dieser und vieler weiterer spannender Fragen rund um Ihre Haut zur Seite stehen. Um dem Wunsch nach einem gesunden Aussehen näherzukommen, wird Ihnen das Buch Begleiter und Ratgeber auf der Entdeckungsreise sein, Ihre eigene Haut besser kennenzulernen.

Weil man an Ihrer Haut erkennen kann, wie es um Ihre Gesundheit, Vitalität und nicht zuletzt Attraktivität steht, muss Ihr Hautarzt dabei eine ganz besondere Herausforderung bewältigen. Ob Ihr Arzt Ihnen wirklich helfen kann und die vorgeschlagene Therapie wirklich funktioniert, wird nämlich nirgendwo offensichtlicher als beim Dermatologen. Bei Ihrem Hautarzt brauchen Sie nur auf die Hautstelle zu zeigen und zu sagen: »Da juckt es. Die Salbe hat noch nicht geholfen.« Während ein Chirurg schon mal den Tupfer im Bauch vergessen kann, ohne dass Sie es sofort bemerken, erkennen Sie den Behandlungserfolg (oder Misserfolg!) Ihres Hautarztes sofort! Was können Sie also von Ihrem Hautarzt erwarten? Welche Veränderungen Ihrer Haut sind altersbedingt, welche sind ein Fall für die Sprechstunde, und welche bekomme ich selber in den Griff? Welche Möglichkeiten und Grenzen hat die moderne kosmetische Dermatologie rund um Botox & Co.? All diesen Fragen werden wir nachgehen und die Antworten gemeinsam finden.

Was Sie (vielleicht) noch nicht über Ihre Haut wussten

- Pro Minute verlieren wir etwa 50 000 Hautzellen. Aber keine Sorge, diese bilden sich genauso schnell nach.
- Zur Totalerneuerung braucht die Haut nur etwa einen Monat.
- In 80 Lebensjahren verliert der Mensch somit über drei Tonnen Haut (Achtung: Feinstaub!) und »wechselt« fast 1000 Mal seine Haut.
- Im Mutterleib entwickeln sich Kinder nach einem festen Zeitplan. So entstehen die Fingerabdrücke erst ab dem 3. Monat der Schwangerschaft.
- Schweiß ist geruchsfrei. Den stechenden Geruch produzieren Bakterien auf der Haut, die sich von den fettigen Bestandteilen des Schweißes ernähren.

Ein Multitalent stellt sich vor

Mit einem Gewicht von 10 Kilogramm, das ist fast so viel wie ein geleerter Kasten Bier wiegt, zwei Milliarden Hautzellen und 10 Liter gespeichertem Wasser ist die Haut das größte und schwerste Organ des menschlichen Körpers. Die Haut sind die zwei wichtigsten Quadratmeter unseres Lebens. Ohne die Haut geht gar nichts! Als Schutzhülle vor Hitze und Austrocknung, Kälte und Wärmeverlust, Bakterien und Krankheitserregern, sowie äußeren Verletzungen ist die Haut aber nicht nur Barriere, sondern auch ein ganz besonders empfindsames Sinnesorgan, das eine hohe emotionale Bedeutung hat. Als Säugetiere sind wir besonders von Berührungsreizen abhängig. Ohne den Tastsinn wären wir Menschen schlichtweg nicht überlebensfähig. Tatsächlich gäbe es den Menschen ohne die Haut gar nicht. Ja, es gäbe überhaupt keine Säugetiere ohne die Haut!

Weil alles Leben seinen Ursprung im Wasser hat, besaßen die wirbellosen Meerestierchen der Urzeit zunächst nur eine einzige Grenzschicht. Hauchdünn und verletzlich wie der Ballon einer Wasserbombe, aber im Lebensraum Wasser ausreichend. Mit fortschreitender Evolution entwickelten Fische eine von Nerven und Sinneszellen durchzogene zweite Hautschicht. Schließlich verließen einige Lebewesen das Meer und legten sich für den Landgang eine dritte Hautschicht als Isolation und Schutz zu. Am Ende dieses Wandels, der viele Millionen Jahre dauerte, steht heute der Mensch, dessen Haut aus drei übereinanderliegenden und fest miteinander verbundenen Schichten besteht. Damit sind die Strukturen und Funktionen der Haut des Menschen perfekt an die Bedürfnisse seines Lebensraums angepasst. Laufen, klettern, springen, kriechen, krabbeln, rennen – die Haut macht alles mit und bietet dank ihrer Elastizität verlässlichen Schutz in allen Lebenslagen.

Um den vielfältigen Anforderungen gerecht zu werden, ist unsere Haut nirgendwo am Körper gleich. Zum Beispiel ist die Haut am Rücken oder Gesäß zehnmal dicker als am Augenlid. Im Gesicht oder an den Händen und Füßen sitzen besonders viele Schweißdrüsen zur Wärmeregulierung, und Duftdrüsen verströmen vor allem im Genitalbereich verführerische Gerüche. Was im 3D-Schnitt dem Anblick einer cremigen Sahnetorte ähnelt, ist in Wirklichkeit der schichtweise Aufbau dieses Hochleistungsorgans.

In nur einem einzigen Quadratzentimeter Haut befinden sich 5000 Sinneszellen, vier Meter Nervenbahnen, ein Meter Blutgefäße, 100 Schweißdrüsen, 15 Talgdrüsen und fünf Haare – das ist wirklich sehr beeindruckend. Im Querschnitt wird deutlich erkennbar, dass die Haut des Menschen aus drei Hautschichten besteht: Oberhaut, Lederhaut und Unterhaut. Die oberste Hautschicht, auch Epidermis genannt, besteht wiederum aus verschiedenen Schichten. Die äußere Körperbegrenzung ist die Hornschicht. Sie produziert die wichtigen Hornzellen, die als eine Art Panzer funktionieren. Obwohl die Oberhaut mit

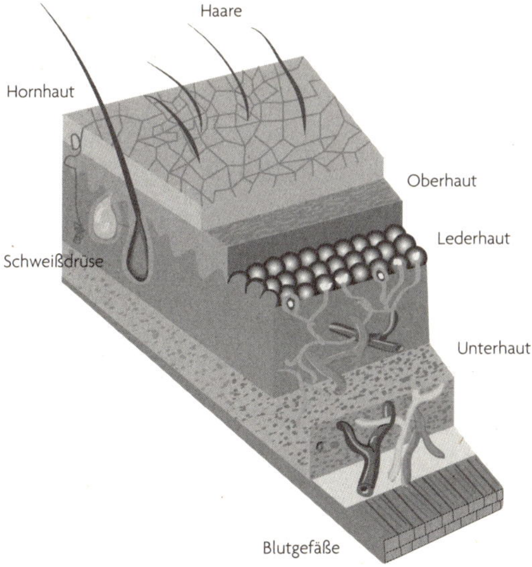

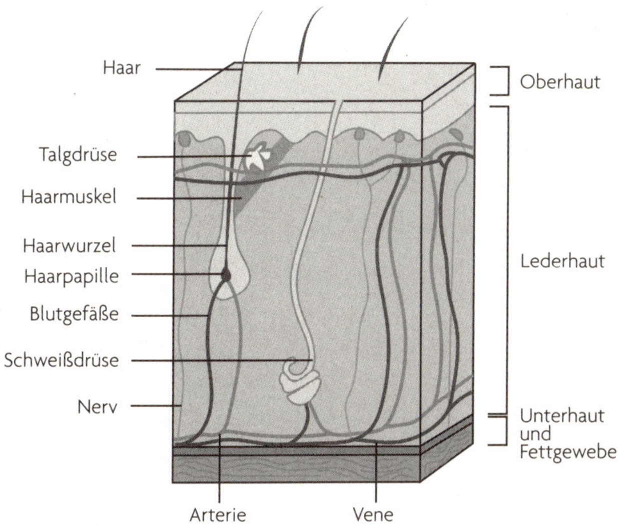

Die Haut im Querschnitt

ca. 0,1 Millimeter an vielen Stellen so dünn wie ein Blatt Papier ist, sind die schuppenförmigen Hornzellen in 10 bis 20 Lagen so fest miteinander verklebt, dass sie eine widerstandsfähige Schutzhülle bilden. Die Hornschicht nutzt sich an der Hautoberfläche aber schnell ab. Täglich (!) verlieren wir bis zu 14 Gramm abgestorbener Hornzellen, die übrigens die Leibspeise der Milben in unseren Betten sind. In der Keimschicht, die unter der Hornhaut liegt, werden ständig neue Hautzellen gebildet. Innerhalb von vier Wochen verhornen diese und drängen an die Hautoberfläche. Ohne dass Sie es bemerken, hat sich Ihre Oberhaut also in nur einem Monat komplett erneuert! In der Oberhaut wird auch der Farbstoff Melanin produziert, der unsere Hautfarbe bestimmt. Abhängig von den persönlichen Erbanlagen und der Intensität der Sonnenstrahlung ist die Haut entsprechend heller oder dunkler gefärbt und schützt die tieferen Hautschichten so vor den schädlichen Folgen der UV-Sonnenstrahlen. Neben dem Strahlenschutz ist die oberste Hautschicht aber noch aus einem anderen Grund absolut überlebenswichtig. Denn ohne Epidermis würde unser Körper allein durch Verdunstung täglich bis zu 20 Liter Wasser verlieren. Das Wasser in unserem Körper würde, ähnlich dem Wasser in einem Kochtopf, einfach verdampfen, bis nichts mehr da ist. Weil unser Körper aber mit 60 Litern Wassergehalt zum Großteil aus Wasser besteht, wäre unser Landgang als Warmblüter ohne Haut schnell beendet gewesen.

Unter der dünnen äußeren Hornschicht liegt die wesentlich kräftigere Lederhaut (Dermis). Sie ist der Hauptbestandteil, der eigentliche Funktionsträger der Haut und dient als Gerüst und Versorgungsschicht. Wie der Name schon vermuten lässt, sorgt die feste Lederhaut mit ihrem dichtgewobenen Bindegewebe aus Kollagenfasern und elastischen Fasern für Elastizität und Reißfestigkeit. Auch die verschiedensten Drüsen und der Haarbalg entspringen der Lederhaut, die ebenfalls ein äußerst komplexes Gefäßsystem und Milliarden von Nervenfasern besitzt, die für die Wahrnehmung von Temperatur, Berührung oder Schmerz zuständig sind.

Die dritte und tiefste Hautschicht ist die Unterhaut (auch Subkutis genannt), die aus Bindegewebe und Fettzellen besteht. Dieses Fettgewebspolster macht die Haut nicht nur beweglich (und genussvolle Massagen möglich), sondern dient auch als Kälteschutz und Energiespeicher. Wir und unsere Haut wären ohne diese Fettspeicherfunktion verloren. Das darf aber nicht als Rechtfertigung dafür missverstanden werden, dass die Hälfte der Bundesbürger übergewichtig ist – also durchaus etwas zu viel Vorrat unter der Haut angelegt hat.

Warum bekommen wir eine Gänsehaut?

Das kennen wir alle! Im Sommer leichtbekleidet nur noch mal schnell in den Supermarkt, weil das Kräuterbaguette für den Grillabend fehlt. Auf dem Weg zum Kühlregal, vorbei an den Milchprodukten, passiert es: Plötzlich bekommt man eine Gänsehaut. Am ganzen Körper (außer am Kopf) stellen sich die Haare auf, und man sieht im wahrsten Sinne des Wortes aus wie eine gerupfte Gans. Im Französischen oder Spanischen sieht man übrigens aus wie ein gerupftes Huhn (franz. *la chair de poule*), weshalb diese Körpererscheinung scheinbar nichts mit einer besonderen Art von Geflügel zu tun hat. Unabhängig von der genauen Bezeichnung bleibt die Aufgabe der Gänsehaut international aber immer die gleiche. So stellen sich die Haare auf, um die warme Luft am Körper zu halten und uns vor dem Kältetod am Kühlregal zu bewahren. Eine Gänsehaut kann aber auch in einer ganz anderen Situation, ohne jeden Temperaturwechsel entstehen. Zum Beispiel wenn man sich ekelt, schaudert oder emotional berührt ist. Warum wir auch unter diesen Umständen ausgerechnet eine Gänsehaut bekommen, ist bisher noch nicht wirklich wissenschaftlich erklärbar. Eine Überlegung lautet, dass die Gänsehaut eine Drohgebärde sein soll. Wie bei dem Sprichwort: »Da stellen sich mir die Nackenhaare auf ...«, stellen Katzen oder Hunde, die sich bedroht fühlen, ihre Nackenhaare auf, um sich größer zu machen und so den Gegner einzuschüchtern. Ob dieser Erklärungsansatz auch für den Menschen gilt und die Gänsehaut lediglich das Überbleibsel einer Zeit ist, als wir noch vor Mammuts und Säbelzahntigern fliehen mussten, wird sich zeigen. Bis aber letzte Gewissheit herrscht, können wir entspannt schmunzeln, wenn mal wieder ein Kräuterbaguette fehlt oder die Milch alle ist und uns im Supermarkt die nächste Gänsehaut überkommt ...

Damit das Multitalent Haut seine verschiedenen Aufgaben erfüllen kann, muss sie sicherstellen, dass auch um sie herum alles glattläuft. Zu diesem Zweck verteilen sich über die insgesamt zwei Quadratmeter der Haut sehr viele Nervenenden und Rezeptoren, die Wärme, Druck, Dehnung, Vibrationen und andere Eindrücke wahrnehmen und an das Gehirn

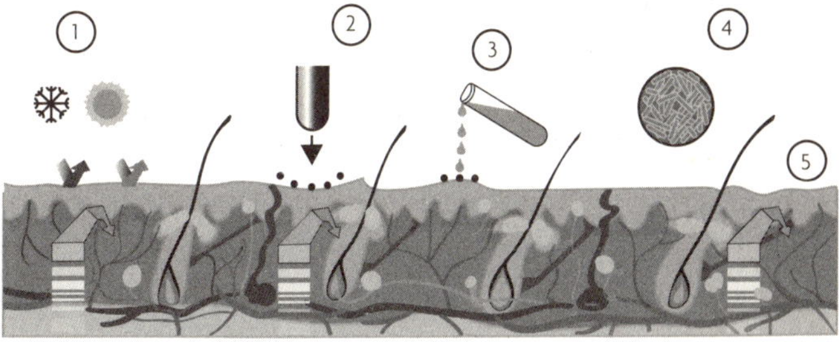

Multitalent Haut schützt vor:
1) Kälte und Hitze 2) Druck, Reibung, Stoß 3) giftigen Substanzen
4) Mikroben 5) Verdunstung und Wasserverlust.

weiterleiten. Der Photorezeptor Rhodopsin, ein Sensor der Licht wahrnimmt, war bisher nur in der Netzhaut des Auges bekannt. Er wurde kürzlich auch in der Haut entdeckt. Dort reagiert er sekundenschnell auf Sonnenlicht und regt die Produktion von Melanin zum körpereigenen UV-Schutz an. Weil die genaue Zahl dieser Sensoren unbekannt ist und Schätzungen von mehreren Billionen (1 000 000 000 000) Nervenenden und Rezeptoren ausgehen, seien Sie sicher, dass Ihre Haut alles mitbekommt!

Steckbrief Haut

Alter	> 300 Millionen Jahre
Größe	2 Quadratmeter
Gewicht	bis zu 10 Kilogramm
Hobbys	Ausschlafen, Waldspaziergänge, Sport, Streicheln
Lieblingsgetränk	Wasser
Lieblingsessen	Brokkoli
Lieblingsbuch	»Salz auf unserer Haut« von Benoîte Groult »Ich bin dann mal weg« von Hape Kerkeling
Das mag ich nicht:	Zigaretten, UV-Strahlung, Flugzeuge
Das macht mich sauer:	pH-Wert < 4.0

Die Einteilung der Hautfarbe in Weiß, Schwarz, Gelb oder Rot geht auf die Ordnungswut des Naturforschers Carl von Linné (1707–1778) zurück. Vor über 300 Jahren versuchte Linné fein säuberlich alle Lebewesen und Pflanzen dieser Erde zu katalogisieren. In der Absicht, das breite Spektrum menschlicher Hautfarbe irgendwie unterscheiden und bezeichnen zu können, hat er eine Einteilung vorgenommen, die heute noch genauso falsch ist wie damals. Zu seiner Zeit konnte Linné nämlich zwei ganz entscheidende Dinge noch nicht wissen. Erstens, dass die Hautfarbe durch den Gehalt an Melanin bestimmt wird, und zweitens, dass die Evolution viele Millionen Jahre Zeit hatte, die Hautfarbe für die jeweiligen Umweltbedingungen zu optimieren. Eine dunkle Hautfarbe ist beispielsweise in Äquatornähe von Vorteil, um die Haut vor der intensiven UV-Strahlung der Sonne und der Entstehung von Hautkrebs zu schützen. In nördlichen Breiten wie Deutschland oder Schweden bedeutet wiederum eine helle Hautfarbe einen Überlebensvorteil. Diese ist nämlich durchlässiger für das wenige Sonnenlicht in diesen Gegenden, damit das lebenswichtige Vitamin D produziert werden kann. Seitdem wir unseren Vitaminbedarf mit Hilfe moderner Nahrungsmittelversorgung selbst am Nordpol problemlos decken können und auch auf Safari immer Sonnencreme im Gepäck haben, spielt die Hautfarbe eine immer geringere Rolle. Damit ist die Hautfarbe in erster Linie eine Erinnerung an Zeiten, in denen unsere Mobilität noch sehr eingeschränkt war. Während sich das Leben bis vor wenigen Jahrzehnten noch im Umkreis von einigen Kilometern abspielte, ist es heute inzwischen normal, innerhalb von Stunden um die ganze Welt zu fliegen. Weil sich unsere Haut diesen häufigen Ortswechseln aber nicht so schnell anpassen kann, braucht sie einen besonderen Schutz.

Freunde und Feinde der Haut

Freunde, mit denen Ihre Haut jung bleibt

- Sonnenschutz: Sonnencreme mit ausreichend hohem Lichtschutzfaktor, schützende Kleidung, mittags nicht in die Sonne
- stilles Wasser: etwa 1,5 Liter täglich
- Obst, Gemüse und alle Lebensmittel, die reich an sekundären Pflanzenstoffen sind
- Entspannungstechniken wie Yoga, autogenes Training oder ein Waldspaziergang bauen wirksam Stress ab und verleihen Ihrer Haut einen frischen, erholten Teint.
- Sport und Bewegung, gern auch an der frischen Luft
- Lachen: das beste Mittel für einen strahlenden Teint, völlig rezeptfrei und kostenlos

Schädlinge, auf die Sie zum Wohle Ihrer Haut achten sollten

- Solarium
- UV-Strahlung
- Zigaretten: Raucher bekommen nicht nur eher Falten, sondern auch tiefere Falten
- verschmutzte Luft
- Stress
- Schlafmangel
- Fleisch- und Wurstwaren (Arachidonsäure fördert die Faltenbildung)
- langes, heißes Duschen

Das geht unter die Haut

Berührungen sind für die Haut so wichtig wie Luft für die Lunge – es geht nicht ohne. Inzwischen sind zwar über 500 verschiedene Arten von Schwerhörigkeit oder Taubheit bekannt, aber ohne Tastsinn ist noch niemand geboren worden. Als Grenze zwischen Innen- und Außenwelt ist die Haut die perfekte Schnittstelle zwischen Körper und Umwelt. Deshalb hängen unser gesamter Stoffwechsel, die Psyche und alle Körperfunktionen direkt mit der Haut zusammen. Unter der Haut beginnt das Ich und auf der Haut das Leben.

Bei Ihren rund fünf Millionen Körperhaaren bündeln sich an jeder Haarwurzel durchschnittlich 50 Rezeptoren, die feinste Unterschiede zwischen Mückenstich, Nadelstich oder Regentropfen wahrnehmen können. Die unbehaarten Hautbereiche wie Lippen, Fußsohlen und Handflächen sind besonders sensibel. Hier vollbringt ein spezielles dichtes Netzwerk aus Tastrezeptoren sensorische Höchstleistungen. Allein die Fingerspitzen können feinste Unebenheiten im Bereich von wenigen Zehntelmillimetern wahrnehmen. Trainierte Profis, wie zum Beispiel der ehemalige Mannschaftsarzt des FC Bayern München, Hans-Wilhelm Müller-Wohlfahrt, sollen ihren Tastsinn sogar bis auf Mikrometer (0,000001 m) geschärft haben, um kleinste Muskelverhärtungen und Faserrisse zu ertasten.

Als Kontaktfläche erfüllt die Haut aber auch eine lebenswichtige zwischenmenschliche Funktion. Während der ersten Lebenswochen erlebt das Neugeborene seine Welt zunächst durch zwei Sinne, den Hörsinn und den Tastsinn. Sehen kann es noch nicht besonders viel. Welche überlebenswichtige Funktion der Hautkontakt erfüllt, zeigen Untersuchungen bei Kleinkindern, die ohne Berührung, Streicheln, Schmusen oder Liebkosen elendig verkümmern oder sogar sterben. Schon in den 1940er Jahren hatte der Berliner Kinderarzt René Spitz beobachtet, dass meist jene Neugeborene Ekzeme entwickelten, die von ihren Müttern kaum berührt wurden. Er deutete das Hautekzem daraufhin als Hilferuf des Körpers, die nötige Zuwendung über eine kranke Haut zu erlangen, die ja gesalbt und eingecremt werden muss. Nachdem die Mütter sich der Hautpflege ihres Neugeborenen besonders zuwendeten, verschwanden die Hautprobleme tatsächlich umgehend.

Ganz offensichtlich ist die Haut also ein Organ der Berührung. Um dieses Bedürfnis zu signalisieren, verströmt sie sogenannte Pheromone. Das sind geruchslose Hormone, die als chemische Signalstoffe vielfältigste Informationen über sexuelle Lust, Gefahrensituationen oder das Immunsystem transportieren, die wir unbewusst über die Nase wahrnehmen. Wie genau Pheromone funktionieren und wie sie wirken, wird derzeit aber noch intensiv erforscht. Die Riechforschung steht noch ganz am Anfang. Klar ist jedoch, dass nicht nur Ameisen, Hamster und Spinnen, sondern auch Menschen Sexuallockstoffe versprühen. Die Haut besitzt Duftdrüsen, die mit der Pubertät beginnen, spezielle Duftstoffe bzw. Pheromone abzusondern. Somit sorgt die

Haut dafür, dass jeder Mensch einen ganz eigenen Duft hat, der aber jeweils ganz unterschiedlich wahrgenommen wird. In der Schamregion, um die Brustwarzen herum und in den Achselhöhlen sitzt dann der süße Duft, der nackte Haut so anziehend macht. Weil also jeder Mensch unterschiedlich duftet, ist es so wichtig, dass man sich im wahrsten Sinne des Wortes »gut riechen« kann. Wer den eigenen Körperduft also mit aufdringlichem Parfüm oder Deo überlagert, verpasst so den Duft-TÜV, der aus einem Abenteuer für eine Nacht vielleicht eine langfristige Beziehung machen könnte.

Pheromone – Lockstoffe der Haut »ohne Worte«

- Definition: hormoneller Botenstoff zur Informationsübertragung
- Entdeckung: 1959
- Bisher untersucht bei: Insekten, Fischen und Würmern
- Möglicher Einfluss auf: Partnerwahl, Menstruationszyklus, sexuelle Orientierung
- Nachhilfe: Pheromon-Parfüms
- Beihilfe: Pheromon-Partys

Gerade weil die Haut aber so empfänglich für Zärtlichkeit ist, leidet sie besonders unter einem Alltag, der für die meisten von uns durch Berührungsarmut geprägt ist. Während Kinder noch bei ihren Eltern kuscheln können und Jugendliche buchstäblich viel »zusammenhängen«, nimmt die Häufigkeit und Chance für Berührungen im Alter rapide ab. Der weltweite Erfolg von Kuschelpartys spricht für diesen Mangel an Kontakt und Berührung. Seit dem ersten Treffen in New York im Jahr 2004 erfreuen sich Kuschelpartys auch in Deutschland steigender Beliebtheit. Unter dem Motto »Zeit für Berührung und Begegnung« oder »Kuschel Dich glücklich« treffen sich Erwachsene in großstädtischen Kuschelzirkeln, um im Kampf gegen die moderne Berührungsarmut ungezwungen miteinander zu kuscheln. Der neueste Großstadt-Trend sind aber Pheromon-Partys. Sie haben noch nie etwas von diesen Partys gehört? Kein Problem, Sie haben nichts verpasst, denn der Ablauf ist immer gleich. Hier die Kurzfassung: Sie tragen drei Tage lang dasselbe T-Shirt, bringen dieses dann als Duftprobe zur Party mit, wo es in einer nummerierten Plastiktüte anonym unter den Gästen verteilt wird. Wer sich anschließend gut riechen kann, gibt freiwillig seine Tarnung auf und kommt unverbindlich miteinander ins Gespräch.

Ja, die Haut ist ein geselliges Organ. Wenn Sie also Pheromon- oder Kuschelparty schon einigermaßen verrückt finden, dann werden Sie über Katzencafés staunen. Die Idee, zusammen mit lebendigen Vierbeinern entspannt Kaffee zu trinken, zu schmusen und zu spielen, stammt (mal wieder) aus Japan. Dort sind die Katzencafés schon seit langem tierisch erfolgreich. Nun hat der Trend auch Europa erreicht, um in Berlin, München, London oder Wien wohlig schnurrenden Hauskatzen nach Belieben hinter den Ohren zu kraulen. Studien zufolge hat das Zusammenleben mit Haustieren und deren bedingungslose Zuwendung tatsächlich vielfältigste positive Wirkungen auf die Gesundheit.

Dass Berührungen für den Menschen aber so wichtig sind wie die Luft zum Atmen, beginnt die Wissenschaft gerade erst zu verstehen. Dabei ist Umfragen zufolge die Sehnsucht nach Berührungen und Körperkontakt groß. Schließlich liegt der Anteil der Singlehaushalte bei 41 Prozent, viele führen Fernbeziehungen, und wir sitzen in immer größeren Wohnungen, in denen immer weniger Menschen leben. Der Eindruck täuscht nicht: Es herrscht chronische Berührungsarmut. Also, wen haben Sie heute schon umarmt?

Schwangerschaft, Cellulite und andere Herausforderungen der weiblichen Haut

So viel ist sicher, *jedes* Foto, das Sie heute in Zeitungen, auf Titelbildern der Hochglanzbroschüren oder in Magazinen sehen, ist digital bearbeitet. So lässt der Computer kleine Fältchen, Augenringe, Leberflecken und Unebenheiten bequem verschwinden, und wir sind umgeben von Abbildern perfekter Haut und perfekter Gesichter. Das geht natürlich nicht spurlos an uns vorbei. Parallel zu all der Perfektion um uns herum steigt nämlich auch der eigene Anspruch. Seitdem es keine Fotos mehr gibt, auf denen das Hautbild nicht bearbeitet, geglättet und getönt wurde, scheinen selbst kleinste Dellen an Oberschenkeln und Po für viele fast unerträglich zu sein. In früheren Zeiten wurde der weibliche Körper mit all seinen Rundungen und Wölbungen naturgetreu und völlig selbstverständlich porträtiert. Schauen Sie sich die Bilder des Barockmalers Peter Paul Rubens aus dem 17. Jahrhundert an. Im Gegensatz dazu zielt das aktuelle Schönheitsideal auf einen makellosen und alterslosen Körper. Der bekannte Berliner Philosoph Byung-Chul Han bringt es mit einem Satz auf den Punkt: »Die Glätte ist die Signatur der Gegenwart.« Dass etwa 85 bis 90 Prozent der Frauen an Cellulite leiden, macht die Sache nicht einfacher.

Aber was genau ist Cellulite eigentlich, und warum trifft

es nur Frauen und keine Männer? Grundsätzlich nimmt die Spannkraft des Bindegewebes mit dem Alter ab. Dadurch zeichnen sich die darunterliegenden Fettdepots mit der Zeit als Dellen an der Hautoberfläche ab. Da die Blut- und Nährstoffversorgung durch die Fettdepots entsprechend eingeschnürt bzw. vermindert wird, sind die betroffenen Körperstellen deshalb auch häufig kalt. Dass Männer keine Cellulite bekommen, wird zwar oft als evolutionäre Ungerechtigkeit missverstanden, hat aber handfeste biologische Gründe. Weil die weibliche Oberhaut dünner ist, im darunterliegenden Unterhautgewebe aber mehr Fettzellen einlagert sind und Gewebefasern parallel verlaufen, ist die Haut während der Schwangerschaft sehr dehnbar und kann die nötigen Nahrungsreserven aufbauen. Da Männer keine Kinder bekommen müssen, lagert männliche Haut weniger Fettzellen ein und hat ein kräftigeres und netzförmiges, engmaschigeres Bindegewebe. Somit sind die wenigen Fettzellen gut verankert und drängen nicht so leicht an die Hautoberfläche, um dort die typischen Beulen und Grübchen zu bilden. Vermehrt Fettzellen einzulagern und diese leicht mobilisieren zu können, ist evolutionär also durchaus sinnvoll, um den Nachwuchs zu sichern, aber kosmetisch eben eine Katastrophe. Für ausgleichende Gerechtigkeit scheint derweil aber gesorgt. So leiden inzwischen auch immer mehr Männer unter Cellulite. Eine alarmierende Beobachtung, die auf Rückstände weiblicher Hormone, wie zum Beispiel Östrogen, in Tierfuttermitteln, Rindfleisch oder sogar im Trinkwasser zurückgeführt wird. Diese werden über die Nahrung aufgenommen und verweiblichen die einst straffe Männerhaut. Starkes Übergewicht und Fettsucht verstärken diesen Vorgang sogar noch.

Neulich beim Fotoshooting

Sollten Sie einmal Zeuge eines Fotoshootings werden, egal ob für ein Modemagazin oder eine Werbebroschüre, lauschen Sie dem Fotografen und seinen Assistenten. Früher oder später hören Sie dann den Satz: »Keine Sorge, das glätten wir nachher mit Photoshop!« Mit diesem und vielen anderen Programmen, ja selbst auf den meisten Smartphones, genügen wenige Klicks, um die Haut makellos erscheinen zu lassen. Wenn Sie das nächste Mal im Bahnhofskiosk oder an der Tankstelle durch die Zeitschriften stöbern, können Sie sich selbst überzeugen, dass Leberflecke, Pickel und Falten seit der Digitalisierung der Medien offensichtlich nicht länger zu den Merkmalen menschlicher Haut gehören.

Auch mit Besenreisern und Krampfadern hat jede zweite Frau, die über 40 Jahre alt ist, zu kämpfen. Und zwar aus genau den gleichen Gründen. Weil das Bindegewebe schwächelt, treten zum einen die erschlafften bläulichen Venen hervor (Besenreiser), zum anderen bilden größere Venen als Krampfadern bläuliche Knötchen (von Ärzten auch Varizen genannt) an den Beinen. Im Kampf gegen ungeliebte Besenreiser, Krampfadern und Orangenhaut verspricht die Kosmetikindustrie allerlei Abhilfe. Obwohl die Wirksamkeit nicht erwiesen ist, behauptet sie mit Körperölen, Spezial-Cremes, Salben, Massagegeräten, Tees und Tabletten, die unwillkommenen blauen Knötchen an den Beinen oder Beulen an Oberschenkeln und Po verschwinden lassen zu können. Weil alle diese Produkte aber nicht auf den Ursprungsort wirken, nämlich auf das Bindegewebe in der Unterhaut, reduziert sich der rein kosmetische Effekt nur auf die Hautoberfläche. Bei beginnender Cellulite im Anfangsstadium können manuelle Behandlungen mit Bürstenmassagen, Bällen oder Schwämmchen hilfreich sein. Aber je ausgeprägter die Cellulite ist, desto schwieriger wird es, mit diesen Maßnahmen tatsächlich Erfolge zu erzielen. Unbestritten hingegen sind die hervorragenden Wirkungen von Kompressionsstrümpfen auf Krampfadern.

Weil eine Bindegewebsschwäche bzw. Cellulite größtenteils genetisch vererbt wird, können Sie mit einem Blick auf Ihre Mutter vorhersehen, ob Sie später ebenfalls mit Cellulite rechnen können oder nicht. Neben der Veranlagung spielt aber auch der Lebensstil eine entscheidende Rolle. Besonders wichtig sind dabei die zwei Faktoren Übergewicht und Bewegungsmangel. Da tatsächlich aber fast jede Frau früher oder später Cellulite bekommt, geht es den meisten eher darum, das Beste daraus zu machen. Angesichts der Ausweglosigkeit der Situation spendet Ina Müllers berühmter Ausspruch etwas Trost: **»Besser Orangenhaut als gar kein Profil.«**

Kampf der Cellulite – aktiv schlägt passiv

Bevor Sie beim plastischen Chirurgen ein kleines Vermögen investieren, um überschüssiges Fett absaugen zu lassen, probieren Sie ganz einfache Mittel, die häufig effektiver und weitaus preisgünstiger zum Ziel führen. Um Kohlenhydrate zu verbrennen, Muskeln aufzubauen und den Stoffwechsel in Schwung zu bringen, sind aktive Maßnahmen wie Rad fahren, Wandern oder

Joggen gut geeignet. Sie sind den passiven Lösungen, bei denen man sich nicht selbst bewegt, sondern den Arzt arbeiten lässt (zum Beispiel eine operative Fettentfernung oder Liposuktion), weit überlegen. Denn selbst nach dem Fettabsaugen bleiben leichte Beulen und Dellen sichtbar, von dem allgemeinen Risiko eines operativen Eingriffs mal ganz abgesehen. Dass Bewegungsmangel, Fehlernährung, Alkohol und Zigaretten die Entstehung von Cellulite begünstigt, wissen wir. Aber niemand kann sagen, wie hoch der Anteil der genetischen Komponente, also der familiären Veranlagung ist bzw. unter welchen Umständen garantiert *keine* Cellulite entsteht. Also tun Sie für Ihre Haut das, was Ihrer Gesundheit ohnehin guttut: Halten Sie Ihr Normalgewicht, achten Sie auf viel Bewegung an der frischen Luft und auf eine ausgewogene Ernährung. Verzichten Sie auf Zigaretten und auf zu viel Alkohol.

Beruhigend ist auch, dass die Zeitschriften aus der schillernden Welt der Schönen und Reichen selbst für den nötigen Ausgleich sorgen. Ob Sie es glauben oder nicht, es gibt tatsächlich Zeitschriften, die sich besser verkaufen, wenn Stars mit schlechter Haut abgebildet werden. Oft geht es gar nicht darum, Prominente auf Titelfotos perfekt aussehen zu lassen. Auf den Titelseiten der Boulevard- und Klatsch-Presse wirken Stars und VIPs mit unvorteilhafter Haut viel lebensnaher und damit verkaufsfördernder. Vor allem im Sommer vergeht keine Urlaubswoche, in der nicht irgendein Magazin mit einer großen VIP-Cellulite-Story aufmacht: »Cellulite-Alarm am Strand! So schlimm ist die Haut der Stars!« Um über das eigene Unglück hinwegzutrösten, werden in der

»Mutmach-Galerie« seitenweise »Promi-Oberschenkel« präsentiert. Weil die Paparazzi aber nur selten dicht genug an die betreffenden Oberschenkel herankommen, werden die Fotos meist aus großer Entfernung geschossen. Trotz bester Ausrüstung und Kameras muss der Schweregrad der Cellulite also schon recht ausgeprägt sein. Deshalb greifen die Paparazzi zu einem bewährten Trick. Die Fotos werden gemacht, während die Stars gerade eine Treppe hinunterlaufen oder joggen. Denn bei diesen Bewegungen ist die Haut regelmäßig für Bruchteile einer Sekunde völlig spannungsfrei. Dank einer hochauflösenden Kamera ist somit am Ende jeder Oberschenkel mit heftigster Orangenhaut überzogen. So ein Bild kann das menschliche Auge zwar gar nicht wahrnehmen, aber das ist auch nicht so wichtig, solange das Wunder der Technik die gute Laune im Sommerurlaub rettet.

Männer haben ein dickes Fell

Eine weitere Ungerechtigkeit im Schönheitswettbewerb der Geschlechter: Männerhaut ist fast 20 Prozent dicker und entwickelt daher später Falten als Frauenhaut. Dass männliche Dickhäuter aufgrund der robusteren Haut aber eine entsprechend angepasste Pflege brauchen, gleicht der Entdeckung der Rückseite des Mondes. Als hätten sich Männer bisher nie um ihre Haut gekümmert, ist der Umsatz für Männerkosmetik in den letzten Jahren geradezu explodiert. Pflegeprodukte für Männer sind dabei der einzige Bereich der Kosmetikindustrie mit nahezu zweistelligen Wachstumsraten. Einem Goldrausch gleich, stieg der Umsatz für Männerkosmetik allein zwischen den Jahren 2003 und 2007 um satte 16 Prozent. Nachdem in den letzten Jahrzehnten vor allem Frauen das Marketingziel der großen Kosmetikfirmen waren, verlagern sich die Marketinganstrengungen in Anbetracht stagnierender Umsätze nun zu den Männern. Zu den Schlüsselfiguren gehört dabei auf jeden Fall unser »Bundescremer« Joachim Löw, der in der Nivea-Werbung für die Pflegeserie *»Nivea for Men«* auftrat. Aber während populäre Werbefiguren weiter dagegen ankämpfen, dass sich die meisten Männer überhaupt nicht eincremen mögen, gibt es ein speziell männliches Hautproblem, für dessen Lösung immer noch ein Nobelpreis aussteht.

Aktenzeichen Glatze ungelöst

Auch wenn Männer die neuen Lieblinge der Kosmetikhersteller sind und seit neuestem wie verrückt Pflegeprodukte kaufen, bleibt das drängendste Problem bisher ungelöst: der männliche Haarausfall. Wenn es überhaupt ein Hautproblem gibt, das Männer stört, dann ist es die Glatze. Fast unmerklich lichtet sich das Kopfhaar über Jahre hinweg. Die Stirn gewinnt zunehmend an Höhe, Geheimratsecken legen die Schläfen frei, und am Hinterkopf dringt langsam ein Knie hervor. So sinkt die Anzahl aktiver, lebendiger Haare auf der Kopfhaut des Mannes im Laufe des Lebens von ca. 50 000 bis 80 000 Haaren stetig. In Einzelfällen sogar gegen null. Männlicher Haarausfall ist dabei in den meisten Fällen anlagebedingt, also genetisch vererbt. Wenn Sie als Frau wissen wollen, ob Ihr Mann später einmal eine Glatze bekommen wird, genügt ein Blick ins Fotoalbum der Familie oder ein Besuch bei den Schwiegereltern – wie der Vater, so der Sohn.

Ohne dass Sie einen starken Haarausfall bemerken würden, entwickelt sich der anlagebedingte Haarausfall schleichend. Von je 100 000 Kopfhaaren verlieren wir unter normalen Bedingungen täglich etwa 100 Haare. Gleichzeitig wachsen mit dem atemberaubenden Tempo von durchschnittlich einem Zentimeter pro Monat ständig Kopfhaare nach. Den Lebenslauf eines Haares unterscheidet man dabei in drei Phasen: Wachstumsphase (2 bis 6 Jahre), Übergangsphase (wenige Tage) und Ruhephase (ca. 3 Monate). Ist ein neues

Haar schließlich ausgewachsen, beträgt seine maximale Lebenserwartung nur sechs Jahre.

Wenn Ihre Haare aber gleich büschelweise ausfallen oder kahle Stellen die Kopfhaut zieren, lohnt sich spätestens jetzt der Gang zum Dermatologen. Als sogenannte Hautanhangsgebilde sind Haare nämlich Sache des Hautarztes, denn sie entspringen der Haut. Wenn es direkt um Haarprobleme geht, suchen Sie am besten einen Haarspezialisten oder eine entsprechende Spezialpraxis auf. Denn **Haarausfall ist nicht gleich Haarausfall.** Weil es vier unterschiedliche Arten von Haarausfall gibt, muss Sie der Hautarzt nämlich auch haargenau untersuchen. Neben dem beschriebenen, anlagebedingten Haarausfall gibt es auch krankhafte Formen des kreisrunden (münzgroße kahle Flecken mit Chance zum Wiederbewuchs), diffusen (langsamer aber sicherer Totalverlust Ihrer Haare) oder narbigen Haarausfalls (vernarbte, kahle Flecken ohne Chance zum Wiederbewuchs), die korrekt erkannt auch richtig behandelt werden können.

Richtig rasieren

Die größte tägliche Herausforderung für die Männerhaut ist die morgendliche Rasur. Egal ob trocken oder nass, es werden nicht nur die Bartstoppeln, sondern auch Hautschuppen der obersten Hornschicht abrasiert. Blutspuren im Gesicht, Rasurbrand, aufrasierte Pickel oder rote Hautirritationen gehören leider oft dazu. Für den perfekten Start in den Tag *müssen* Sie Ihre Haut nach der Rasur in jedem Fall pflegen. Bei empfindlicher Haut ist eher eine hautberuhigende Lotion (mit wenig

Alkohol) oder Balsam zu empfehlen. Auch wenn das klassische Aftershave desinfiziert, brennt es einfach nur höllisch.

Ein Zupftest liefert erste Hinweise darauf, wie stark Ihr Haarverlust ist. Kann Ihr Hautarzt schmerzfrei an verschiedenen Stellen des Kopfes Haare herauszupfen, ist das ein erstes Anzeichen für Haarausfall. Als nächsten Schritt prüft der Hautarzt mit einem Trichogramm oder Trichoscan, wie viele Haare in der Wachstums- bzw. der Ruhephase sind, berechnet die Gesamtzahl Ihrer Haare und wie schnell diese wieder wachsen. In 99 Prozent der Fälle besteht dann bereits diagnostische Gewissheit, mit welchem Typ Haarausfall Sie es zu tun haben. Falls nicht, wäre eine Biopsie, mitsamt Gewebeentnahme eines etwa vier Millimeter großen Stückes Kopfhaut, die letzte Option.

Gib mir ein Haar, und ich sag dir, wer du bist

Unterschätzen Sie niemals die Aussagekraft Ihrer Haare. Sie glauben gar nicht, wie viel ein einziges Haar über Ihr Leben verrät. So lässt sich nicht nur der Genuss von Alkohol, Cannabis oder Kokain nachweisen, sondern beim Vaterschaftstest auch die Frage nach dem tatsächlichen Anteil am eigenen Nachwuchs beantworten. Eine Haaranalyse der berühmten Gletscherleiche »Ötzi« deckte zum Beispiel auf, dass dieser sich schon vor über 5000 Jahren hauptsächlich vegetarisch ernährte. Für einen der größten Skandale der deutschen Fußballgeschichte sorgte jedoch eine Haarprobe im Jahr 2000.

Um die Kokainvorwürfe von Uli Hoeneß zu entkräften, hatte der damalige Trainer des Fußballvereins Bayer Leverkusen, Christoph Daum, eine freiwillige Haarprobe abgegeben. »Ich habe ein absolut reines Gewissen, ich habe keine Drogen genommen«, kommentierte Daum seine Flucht nach vorne. Nur leider war er mit dieser Taktik offensichtlich schlecht beraten, denn die Probe fiel positiv aus. Sämtliche Unschuldserklärungen (»Drogen waren, sind und werden niemals ein Thema für mich sein«) waren mit einem Schlag hinfällig. Danach ging es für den einstigen Star-Trainer rasant abwärts. Der fristlosen Kündigung folgte das freiwillige Exil nach Miami und die Auflösung des Vertrags als zukünftiger Bundestrainer.

Im Anschluss an die richtige Diagnose folgt die Behandlung. Bedenken Sie dabei, dass Sie, egal für welche Behandlung Sie sich letztlich entscheiden, die Wirksamkeit des Mittels erst nach mehreren Monaten beurteilen können. Dann hat das Medikament lange genug in der Wachstumsphase der Haare gewirkt, denn in der Ruhephase fallen die Haare sowieso aus – mit oder ohne Behandlung. Aber setzen Sie nicht allzu große Hoffnung in die verwendeten Präparate. Alles was Sie frei in der Apotheke selber kaufen können, taugt leider nichts. Und selbst bei klinisch getesteten, wirksamen Mitteln wie zum Beispiel Minoxidil stellt sich ein akzeptables kosmetisches Ergebnis nur bei 10 bis 20 von 100 Behandelten ein. Der etwaige Erfolg hält dann auch nur so lange an, wie das Präparat eingesetzt wird. Einen Wirkstoff, der nachgewiesenermaßen den Alterungsprozess am Haar aufhält oder sogar rückgängig machen könnte, gibt es bisher noch nicht. Für die Lösung dieses Menschheitsproblems steht in Stockholm daher immer noch ein Nobelpreis zur Abholung bereit.

Woher kommt die Redewendung »Aus der Haut fahren«?

Woran denken Sie bei dieser typischen Redensart, wenn jemand »aus seiner Haut fährt«? Vielleicht denken Sie erst einmal an nichts Spezielles. Oft sagt man solche Sätze ja auch einfach so daher. Irgendwo aufgeschnappt, irgendwie gemerkt, irgendwem weitererzählt. So überdauern bestimmte Redensarten viele Jahrhunderte unbemerkt in unserem Wortschatz, ohne dass sich am Ende irgendjemand noch an die ursprüngliche Bedeutung erinnern kann. So auch in diesem Fall. Denn es wird vermutet, dass wir schon seit über 400 Jahren »aus der Haut fahren«. Damals wie heute umschreibt diese bildliche Redensart missliche Umstände, die so unerträglich oder schmerzhaft erscheinen, dass man am liebsten »aus der Haut fahren« möchte. Auch wenn wir heute eher ausflippen, durchdrehen oder ausrasten sagen würden, bleibt die Bedeutung immer noch dieselbe: Wir erleben eine Situation, die wir am liebsten nicht erleben würden. Bei so viel Wut, Schmerz und Ärger bleibt einem dann oft nichts anderes übrig, als »aus der Haut zu fahren«.

Hautalterung – Was genau passiert, wenn die Haut altert

Wir kennen ihn doch alle, den guten alten Johann Wolfgang von Goethe. Was wir heute mit ein paar Mails untereinander austauschen, wurde damals per Brief gemacht, und da durften entsprechende Anreden nicht fehlen. So hieß es angeblich in Goethes Brief an den 60-jährigen Immanuel Kant in der Anrede tatsächlich noch »ehrwürdiger Greis«. In unserer heutigen Langlebensgesellschaft käme diese Bezeichnung schon einer Beleidigung gleich. Nie waren Rentner wohlhabender, gesünder und aktiver als heute, auch wenn sie damals als Greise bezeichnet worden wären. Gerade in dieser alternden Gesellschaft gewinnt das Thema Haut an Bedeutung. Denn lebenslang jugendlich strahlende Haut gilt als Symbol unvergänglicher Vitalität und Lebensfreude. Wer eine tadellose und gut gebräunte Haut hat, kann ja nur ein glücklicher und erfolgreicher Mensch sein – so die Vermutung. Aber auch wenn wir uns heute alle zehn Jahre jünger fühlen als es der Personalausweis verrät, ist unsere Haut der Kronzeuge des Alterns. Mit oder ohne Schönheitschirurgen, tragen verräterische Hautstellen auf den Händen oder am Dekolletee leicht erkennbare Fältchen. Denn auf der Haut werden die Zeichen der Zeit deutlich sichtbar: Sie wird trockener, dünner und faltiger. Hinzu kommen Farbveränderungen im Gesicht, am Hals oder an den Händen. Diese werden unverschämterweise als Altersflecken bezeichnet. Schlimmer noch: Die häufig vorkommenden Verhornungen der Haut werden auch als Alters-WARZEN umschrieben – für viele Patienten keine schöne Vorstellung. Der Begriff Altersflecken klingt schon etwas diskriminierend, und die Ansage: »Sie haben aber ganz besonders leuchtende Altersflecken« wird nie ein Kompliment sein. Dabei sind diese altersbedingten Veränderungen der Haut ganz normal und nicht krankhaft, denn unter diesen sichtbaren Anzeichen des Alterns laufen verschiedenste natürliche körperliche Prozesse ab.

Natürliche Prozesse der Hautalterung[1]

- alle Hautschichten werden dünner
- der Feuchtigkeitsgehalt der Haut sinkt
- das Fettgewebe der Unterhaut bildet sich zurück
- die Widerstandsfähigkeit der Haut sinkt (Anfälligkeit für Reizungen und Entzündungen steigt)
- die Wundheilung ist deutlich verlangsamt
- die Haut wird weniger dehnbar (Anteil der kollagenen Fasern in der Lederhaut sinkt)
- die Aktivität der Talg- und Schweißdrüsen nimmt ab

Der Eindruck dieser Aufzählung täuscht nicht: Allgemein bedeutet *Altern* nämlich nichts anderes als die nicht-umkehrbare Verminderung verschiedenster Funktionen des Körpers. Von diesem Prozess ist die Haut natürlich nicht ausgeschlossen. Um sich zu erneuern, produziert die Haut zum Beispiel ständig neue Hornzellen, welche etwa einen Monat brauchen, um durch die Epidermis (also die oberste Hautschicht) nach außen an die Hautoberfläche zu wandern. Aber weil sich die Lebensdauer genau dieser Hornzellen von anfänglich 100 Tagen in der Kindheit auf knapp 50 Tage im höheren Alter halbiert, sinkt auch die Geschwindigkeit der Neubildung der Oberhaut, die sogenannte Abschilferungsrate, mit dem Alter. Bei den vielfältigen altersbedingten Veränderungen der Haut handelt es sich also weniger um plötzliche Veränderungen als vielmehr um allmählich fortschreitende Entwicklungen und Funktionsverluste. Trotzdem zeigen sich viele Patienten immer wieder überrascht, dass diese Abbauprozesse des Körpers scheinbar eine verbreitete Erscheinung unserer zweiten Lebenshälfte sind, und versuchen mit teuren Cremes fleißig dagegenzuhalten – wenn auch mit nur mäßigem oder gar keinem Erfolg.

Aber unsere Haut altert nicht nur chronologisch, also mit den Lebensjahren. Mit zunehmendem Alter ist die Haut

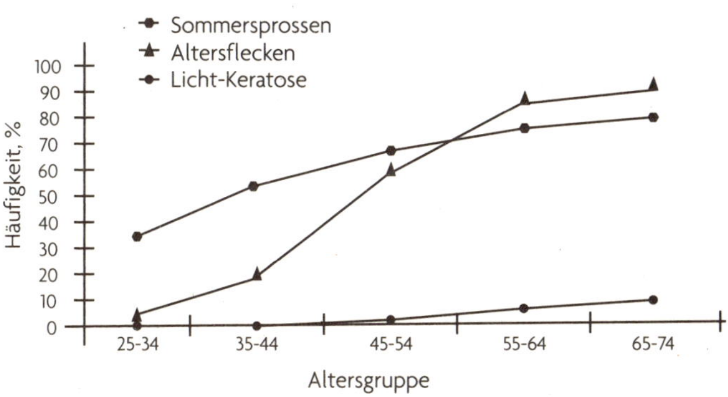

Zeichen der Hautalterung in verschiedenen Altersgruppen[2]

natürlich auch immer länger den verschiedensten Belastungen aus der Umwelt ausgesetzt. Das heißt: Je länger wir leben, desto mehr hautbelastende Einflüsse sammeln wir an. Wie viele und wie starke Belastungen unsere Haut ertragen muss, hängt dabei ganz wesentlich von unserem persönlichen Lebensstil ab.

Lederpflege oder: Was hat Leder eigentlich mit unserer Haut zu tun?

Leder kann aus vielen Häuten und Fellen gemacht werden. Es gibt typisches Rindsleder oder auch exotisches Haifischleder. Allen Arten gemein ist, dass Leder immer ohne Haare oder Haar-Anhangsgebilde ist. Das bedeutet, dass die Haare vom Rind, die Schuppen vom Fisch oder die Federn vom Vogel in einem aufwendigen Prozess entfernt werden müssen. Aber nicht nur das, auf dem Weg zum fertigen Leder wird das Fell unfassbar vielen Arbeitsschritten unterzogen – in Salz eingelegt, mit Kalk behandelt, gestampft, gewaschen, und das alles wird gleich mehrere Male wiederholt. Aber während die Indianer im traditionellen Verfahren der »Hirngerbung« sogar die tiereigene Hirnmasse verwendeten (löst hauteigenes Fett, füllt die Poren und schützt das Leder), werden heute ausschließlich chemische Verfahren angewendet. Aber egal ob in einer kleinen indischen Gerberei oder einem Industriebetrieb, die Lederherstellung ist nicht nur unglaublich arbeitsintensiv, sondern auch mit heftigen Gerüchen verbunden. Und das alles nur, um sich in Jacken, Schuhen oder auf Autositzen in der eigenen Haut wohlzufühlen? Lange gab es tatsächlich keine anderen Möglichkeiten, die

vorteilhaften Eigenschaften der Haut nachzuahmen. Aber inzwischen hat Kunstleder bzw. synthetisches Leder aus chemischen Fasern den Modemarkt erobert und versorgt uns massenhaft mit preiswerten, wasserabweisenden und strapazierfähigen Textilien.
Das erfreut nicht nur die Tierwelt, sondern lädt auch die Veganer unter uns zum moralisch korrekten Konsum bzw. hemmungslosen Shopping ein.

So altert Ihre Haut am schnellsten

Sie sprechen von Faltenbildung, Ihr Hautarzt redet über »exogene Noxen«, und doch meinen Sie beide dasselbe: Zigaretten, Alkohol, UV-Strahlung und Schlafmangel – die Haut ist das Tagebuch unseres Lebens (auch wenn man auf einige Seiten dieses Tagebuchs durchaus verzichten könnte). Als sichtbarster Teil des menschlichen Körpers ist die Haut den lebenslangen Einflüssen durch unsere Umwelt und unseren Lebensstil direkt ausgesetzt. Daher sind vieles von dem, was wir als Anzeichen des Alterns interpretieren, eher Abnutzungserscheinungen bzw. Langzeitschäden der Haut. Natürlich altert die Haut genauso wie alle anderen Organe unseres Körpers – da ist die Haut keine Ausnahme von der Regel. Es ist nur so, dass wir auf der Haut eben besonders aufmerksam nach Zeichen des Alterns suchen. Der Ort des Geschehens ist dabei auch die Lederhaut, also die zweite Hautschicht direkt unter der Oberhaut. Dort sitzt das Bindegewebe, wo Zellen, Fasern und Blutgefäße in jungen Jahren perfekt zusammenarbeiten. Dieses Zusammenspiel verliert mit dem Alter jedoch an Tempo. Die Produktion von Kollagen, das sind die Fasern, die das Bindegewebe der Lederhaut stabil und zugfest machen, nimmt ab. Die Hauterneuerung und die Zellteilung in der Oberhaut verlangsamt sich und findet nur noch alle 50 Tage und nicht mehr alle 27 Tage statt. Der Feuchtigkeits- und Fettgehalt der Haut sinkt, die Haut wird somit schlaffer und durchsichtiger. Auch wenn viele dieser normalen Alterungsprozesse schon zwischen dem 20. und 30. Lebensjahr beginnen, werden die Veränderungen erst ab Mitte 30 auf der Haut sichtbar. Bei der Haut summieren sich zwei Altersprozesse, denn sie ist die Schnittstelle zwischen Altersprozessen im Körperinneren und lebenslang angesammelten schädlichen Einwirkungen der Außenwelt. Aber trotz dieses doppelten Altersprozesses können Sie sehr wohl beeinflussen, wie tief die Spuren der Zeit sich auf Ihrer Haut abzeichnen. Denn rund 80 Prozent der sichtbaren Hautalterung sind das Ergebnis des persönlichen Lebensstils.

Der schnellste Weg zu faltiger Haut

Sie wollen Falten, und zwar schnell? Kein Problem! Entsprechend dem aktuellen Stand der Wissenschaft müssen Sie dafür mindestens eine Schachtel Zigaretten am Tag rauchen, viel Alkohol trinken, möglichst wenig schlafen und jede freie Minute nutzen, um in der Mittagssonne zu braten (natürlich ohne Sonnencreme – sonst wird das nix).

Besonders aufschlussreich sind in diesem Zusammenhang sogenannte Zwillingsstudien. In diesen Untersuchungen wird der Hautzustand eineiiger Zwillinge, also der Zwillingspärchen, die zumindest bei der Geburt genau gleich aussahen, zusammen mit Fragen zum persönlichen Lebensstil, Körpergewicht und Erkrankungen erhoben. Dadurch, dass die Zwillinge genetisch identisch sind, können sämtliche gesundheitliche Unterschiede auf Umwelt- und Verhaltensfaktoren bezogen werden. In einer Fotoserie von 186 Zwillingspaaren wurde beispielsweise deutlich, dass Zigaretten, Alkohol und ausgedehnte Sonnenbäder das sicherste Rezept sind, um älter auszusehen, als man eigentlich müsste. So sahen die gesund lebenden Zwillinge, trotz identischer Gene, im Vergleich einige Jahre jünger aus.[3]

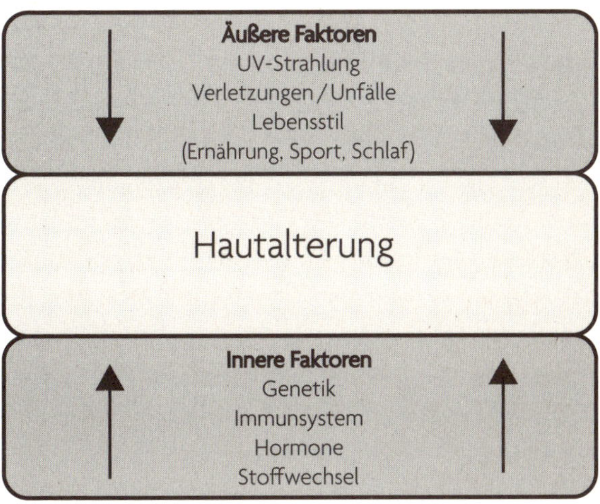

Wahre Schönheit kommt von innen und außen.

Dieser mit 80 Prozent wirklich sehr hohe Anteil der Hautalterung durch äußere Einflüsse bietet gleichzeitig aber die riesige Chance, sich durch den richtigen Lebensstil auch im Alter eine schöne und gesunde Haut zu bewahren. Als mit Abstand wichtigster Faktor gilt dabei die UV-Strahlung der Sonne.[4] Denn richtig alt lässt uns tatsächlich nur die Sonne aussehen. Altersflecken im Gesicht und auf den Handrücken, tiefe Falten und eine Verdopplung der Hautkrebsfälle in den letzten Jahrzehnten gehen auf das Konto der Sonne. Tatsächlich werden bis zu 80 Prozent der sichtbaren Hautalterung durch zu viel UV-Strahlung verursacht. Fies dabei ist, dass wir die Quittung für unseren Sonnenhunger erst 10 bis 20 Jahre später bekommen. So werden gerötete Hautstellen einfach oft nicht erkannt oder schlichtweg unterschätzt. Obendrein hat der Trend zum übermäßigen Sonnengenuss inzwischen große Teile der Bevölkerung suchtartig ergriffen. Ihren Höhepunkt erreicht die Sonnensucht dabei regelmäßig im Urlaub. Da wird die Haut gebraten, gebrutzelt und verbrannt, als würden die letzten Sonnenstrahlen auf die Erde fallen. Gleichzeitig verlangt die Mode, immer mehr Haut zu zeigen, die damit natürlich auch der Sonnenstrahlung ausgesetzt ist. Die Verantwortung für den eigenen Sonnenhunger liegt letztlich bei jedem selbst. Doch dazu später mehr. Verständlich, dass sich niemand gerne als Spaßbremse oder Spielverderber mittags aus der prallen Sonne vom Strand zurückziehen möchte. Aber es ist tatsächlich hilfreich, sich bewusst zu werden, wie wichtig der Sonnenschutz ist. An dieser Stelle nur schon einmal vorweg als Tipp: Weil die UV-Strahlung die größte Rolle bei der Hautalterung spielt, gilt Sonnenschutzmittel als eine Art Jungbrunnen. Machen Sie es sich daher zur Gewohnheit, wann immer die Sonne scheint und egal zu welcher Jahreszeit, ein Sonnenschutzmittel mit Lichtschutzfaktor (LSF) 15 bis 30 zu verwenden. Wer eine Feuchtigkeitscreme mit eingebautem Sonnenschutz kauft, schlägt sogar zwei Fliegen mit einer Klappe.

Ein weiterer Faktor, der Ihre Haut immer alt aussehen lässt, ist das Rauchen. So zeigen Raucher signifikant häufiger (bedeutet in der Medizin so viel wie »absolut sicher«) als Nichtraucher eine ausgeprägte Faltenbildung im Gesicht. Dieser Unterschied ist in Studien bei jüngeren wie auch bei älteren Rauchern nachgewiesen worden. Als mögliche Erklärung wurde in Laborexperimenten nachgewiesen, dass Zigarettenrauch die Neubildung von Kollagen um 40 Prozent verringert. Ohne diese wichtigen Fasern verliert die Haut ihren Halt, und schon sind die Falten da. Abgesehen von den tieferen Falten bekommen Raucher auch schon früher Falten. Außerdem leiden Raucher doppelt so häufig an Akne, also an hartnäckigen Pickeln, im Vergleich zu Nichtrauchern. Zwillingsstudien zeigen, dass schon fünf Jahre Rauchen genügen, um auf einst identischen Gesichtern deutliche Hautunterschiede zu verursachen.[5]

Als weitere Umweltfaktoren können Ozon (man hört im Sommer ja immer wieder von hoher Ozonbelastung in der Luft) und Feinstaub zur vorzeitigen Hautalterung beitragen. Erste Studien deuten an, dass Ozon die natürliche Schutzfunktion der Haut vermindert und die Belastung durch verkehrsbedingte Schwebstäube die Faltenbildung und Pigmentveränderungen der Haut befördert.[6] Auch wenn diese Beobachtungen derzeit noch niemand so richtig erklären kann[7], können diese als zusätzlicher Beleg für den Einfluss unserer Lebensumgebung auf die Haut gelten. Gerne werden auch immer wieder die Gene oder Hormone herangezogen, um ihnen die ersten Falten und Altersflecken in die Schuhe zu schieben. Aber im Vergleich zur UV-Strahlung und dem Rauchen spielen genetische oder hormonelle Gründe nur eine untergeordnete Rolle bei der Hautalterung. Mit anderen Worten: Beim Thema Hautalterung trägt nicht die Veranlagung, sondern das Verhalten die Hauptanklageschuld. So gesehen ist jeder selbst schuld an seinen Falten. Durch das Zusammenspiel der verschiedenen Einflüsse ist Altern am Ende eine sehr individuelle Angelegenheit. Daher verläuft die Entwicklung von Alterserscheinungen der Haut auch äußerst unterschiedlich. Manch 70-Jähriger sieht weder so aus, noch verhält er sich so, während einige 50-Jährige schon verbraucht und alt aussehen können. Dass diese Unterschiede vor allem im Lebensstil und dem Umgang mit unserer Haut begründet liegen, werden wir auch noch an anderen Stellen des Buches bemerken.

Das lässt Ihre Haut so richtig alt aussehen

- UV-Strahlung bzw. Lichtalterung
- Solarium
- Zigaretten
- Feinstaub und Luftschadstoffe
- beruflicher und privater Stress (hohe Cortisolspiegel senken die Kollagenproduktion)
- Schlafmangel: 7 bis 8 Stunden pro Nacht unterstützen die Haut bei der Erholung
- Fleisch- und Wurstwaren: Arachidonsäure befeuert die Faltenbildung

- langes, heißes Duschen
- hormonelle Veränderungen (Schwangerschaft, Menopause)
- genetisch veranlagte frühzeitige Hautalterung

I	Mimikfalten wenig Altersflecken
II	Mimikfalten Altersflecken erste Gesichtsäderchen wenig ausgeprägte Falten geringer Elastizitätsverlust
III	Mimikfalten Altersflecken Gesichtsäderchen ausgeprägte Falten verminderte Muskelspannung geringer Elastizitätsverlust
IV	Altersflecken ausgeprägte Gesichtsäderchen tiefe Falten verminderte Muskelspannung Elastizitätsverlust

Die vier Typen der Hautalterung

Bestimmen Sie Ihren persönlichen Hauttyp

- Meine Haut ist:

I sehr hell, mit vielen Sommersprossen
II hell, mit wenig oder gar keinen Sommersprossen
III hell bis hellbraun
IV olivfarben oder braun

- Meine natürliche Haarfarbe ist:

I rötlich oder hellblond
II blond
III braun
IV dunkelbraun oder schwarz

- Meine Augenfarbe ist:

I hellblau
I grün
II blau
II grau
III braun
IV dunkelbraun

- Ich werde in der Sonne:

I eigentlich nie braun
II nach einer Gewöhnungszeit leicht braun
III nach wiederholten Sonnenbädern zunehmend braun
IV sehr schnell und deutlich braun

- Sonnenbrand bekomme ich:

I sehr rasch, schon nach kurzer Zeit in der Sonne

II häufig, wenn meine Haut nicht an Sonne gewöhnt ist
III eher selten
IV eigentlich nie

Die häufigste Antwortkategorie entspricht Ihrem Hauttyp. Jetzt können Sie die Pflege und den Schutz vor UV-Strahlung individuell auf Ihren Hauttyp abstimmen.

Wie entstehen Augenringe und was hilft dagegen?

- Die Unterlidhaut ist 3-mal dünner als die restliche Gesichtshaut.
- Die Unterlidhaut hat kaum Fettgewebe und bindet kaum Feuchtigkeit.
- Die Unterlidhaut hat einen sehr dünnen natürlichen Schutzfilm zur Abwehr von trockener Luft, Wind und UV-Strahlung.
- Deshalb lässt die dünne Haut unter den Augen die Sünden der Nacht deutlicher erkennen.
- Gurkenscheiben: der Klassiker für schnelle Abhilfe bei dunklen Augenringen.
- Oder alternativ: gekühlte Gelpads.
- Zum Vergleich: Die Haut der Augenlider ist nur 0,3 mm dünn, die Lederhaut an den Fußsohlen 2,4 mm dick.

Während Ihr Arzt von »Reifungsprozessen« der Haut spricht (was viel netter klingt als »Alterungsprozesse«), möchten Sie gerne über Falten, Botox und Hautstraffung reden. Aber

Sie können beruhigt sein, Sie meinen beide das Gleiche. Um Anzeichen von Hautalterung vorzubeugen oder zu behandeln, stehen Ihnen heute zahlreiche Behandlungsoptionen zur Verfügung. Die Palette der möglichen Verfahren nimmt dabei stetig zu. Abhängig von Ihrem Hautalterungstyp (siehe Abbildung oben) und den individuellen Zeichen der Hautalterung, erstellt Ihr Hautarzt ein persönliches Behandlungskonzept, das sowohl der Vorbeugung (wird in der Medizin gerne auch Prävention genannt) als auch der Reparatur vorzeitiger Hautalterung dienen kann. Grundsätzlich können Sie die verschiedenen Strategien zur Behandlung bzw. Vorbeugung wie folgt unterscheiden:

Präventive Maßnahmen	Reparative Maßnahmen		
• Sonnencreme (Schutz vor UV-Strahlung) • Moisturizer (Schutz vor trockener Haut) • Antioxidantien (Schutz vor freien Radikalen)	Konservativ	Minimal-invasiv	Invasiv
	• Vitamin-A-Säure-Abkömmlinge • Antioxidantien • Polypeptide • Polysaccharide • Phytohormone • kleinmolekulare Zuckermoleküle	• Botulinumtoxin A • Injizierbare Implantate • oberflächliches Chemisches Peeling	• chirurgisches Face-Lifting • chemisches Peeling (mitteltiefes und tiefes) • Hautglättung durch Laserverfahren

Superfoods für eine gesunde Haut

Nicht erst seit dem Bestseller *»Darm mit Charme«* wissen wir, wie wichtig der Darm für unsere Gesundheit ist. Ernährung, Verdauung und Darmflora hängen auch direkt mit der Haut zusammen. Pilzerkrankungen des Darms, das Reizdarmsyndrom oder Verdauungsprobleme durch Nahrungsmittelunverträglichkeiten werden häufig von typischen Hautproblemen begleitet. Eine intakte Darmflora steht somit in direktem Zusammenhang mit einer gesunden Haut. Wundern Sie sich daher nicht, wenn Ihr Hautarzt Sie zu unangenehmen Themen wie Durchfall, Blähungen oder Verstopfungen befragt.

Wahre Schönheit kommt also tatsächlich von innen. Denn beim Thema Haut und Ernährung trifft dieser Spruch wirklich zu. Das Zauberwort lautet hierbei *Antioxidantien*. Diese Gruppe von Vitalstoffen bietet als sogenannte Radikalfänger Schutz vor den gemeinen freien Radikalen, welche die körpereigenen Zellen und Gewebe schädigen können. So spielen freie Radikale nicht nur bei der Entstehung von Herz-Kreislauf-Erkrankungen oder Krebs eine Rolle, sondern eben auch bei der Hautalterung. Weil Antioxidantien die gefährlichen freien Radikale binden und unschädlich machen können, ist oft von Anti-Aging-Lebensmitteln oder Anti-Aging-Vitalstoffen die Rede. Wer sich reich an Antioxidantien ernähren möchte, greift dabei vor allem auf pflanzliche Nahrungsmittel zurück. Denn Anti-Aging-Lebensmittel wie zum Beispiel Karotten, Paprika, Tomaten, dunkle Beeren und grüner Tee enthalten nicht nur besonders viele Antioxidantien, sondern auch eine ausgewogene Mischung an Vitalstoffen, die der Körper dadurch gut verwerten kann. Eine Übersicht zu den wichtigsten Vitalstoffen und den entsprechenden Lebensmitteln finden Sie hier:

Vitamine	**Vitamin A**	Karotten, Kürbis
	Vitamin B2	Milchprodukte, Eier, Fisch, Vollkornprodukte
	Vitamin C	Paprika, Brokkoli, Zitrusfrüchte, schwarze Johannisbeeren
	Vitamin E	Nüsse, Vollkornbrot, Pflanzenöle, Geflügel
Sekundäre Pflanzenstoffe	**Beta-Karotin**	Karotten, Kürbis
	Lycopin	Tomaten, Tomatenmark
	Lutein, Zeaxanthin	Grünkohl, Petersilie, Spinat
	Flavonoide (Quercetin, Cyanidin)	Äpfel (mit Schale), Grapefruit, blaue Trauben, grüner Tee
Mineralien	**Selen**	Fleisch, Fisch, Eier, Getreide, Hülsenfrüchte
	Zink	Fleisch, Fisch, Milchprodukte, Eier, Haferflocken
	Omega-3-Fettsäuren	Lachs, Makrele, Hering

Dass die Funktion der Haut ganz wesentlich von der Ernährung abhängt, ist bei Mangelzuständen sehr gut zu beobachten. Erkrankungen wie Skorbut oder Anorexie, welche mit einem eindeutigen Mangel an wichtigen Vitaminen, Mineralien oder Nährstoffen einhergehen, zeichnen sich deutlich im Hautbild ab. Die Erscheinung und Funktion der Haut hängt also ohne Zweifel von einer ausgewogenen Versorgung mit unverzichtbaren Nährstoffen ab.

Diese Lebensmittel bringen Ihre Haut zum Strahlen

Sardinen

Meeresfrüchte sind ein wahres Geschenk für eine gesunde Haut. Ihr Vitamin B12 dient der Zellregeneration, und Selen schützt die Haut vor Sonnenschäden, außerdem enthalten sie starke Antioxidantien. Bepackt mit Phosphor, Omega-3-Fettsäuren, Eiweiß und Vitamin D, unterstützen sie die Hautfeuchtigkeit. Auch die enthaltenen B-Vitamine sind essentiell für die Erzeugung von Energie, Kollagen und Elastin. Man könnte fast sagen: Eine Dose Sardinen pro Tag hilft die plastische Chirurgie fernzuhalten.

Austern

In der kleinen Schale verstecken sich Omega-3-Fettsäuren, Vitamin C und Kalzium. Aktuellen Studien zufolge kann ein Omega-3-Mangel zu chronischer Akne beitragen. Eine Portion (acht Austern) deckt den täglichen Bedarf und vermeidet so einen Mangel. Ein Beauty-Bonus: Zink in Austern hält auch Nägel, Haare und Augen gesund.

Wildlachs

Wie Sardinen und Austern ist Wildlachs eine der besten Nahrungsquellen für Omega-3-Fettsäuren und Eiweiß. Außerdem liefert er Vitamin D und Selen, ein Mineral, das die Haut vor den schädlichen UV-Strahlen der Sonne schützen kann.

Grünkohl

Dieses entzündungshemmende Gemüse ist voll mit Antioxidantien, den Vitaminen A und C, Ballaststoffen und Kalzium. Zusätzlich liefert Beta-Carotin ein jugendliches Aussehen und neutralisiert freie Radikale. Noch dazu enthält Grünkohl pro Kalorie mehr Eisen als Rindfleisch!

Spinat

Das Blattgemüse ist beladen mit Lutein zum Schutz vor freien Radikalen. Spinat ist außerdem eine gute Quelle für Omega-3-Fettsäuren, Kalium, Kalzium, Eisen, Magnesium und die Vitamine B, C und E. Kohl und Spinat sind nicht Ihr Ding? Macht nichts. Alle Blattgemüse enthalten Folsäure, die als leistungsfähiger Nährstoff in der DNA-Reparatur verwendet wird.

Wilde Heidelbeeren

Vollgepackt mit Antioxidantien, sind Heidelbeeren eine gute Quelle für Vitamin A. Wer sich schon immer gefragt hat, warum die kultivierten Heidelbeeren im Supermarkt so riesig aussehen, sei an dieser Stelle aufgeklärt: Wilde Heidelbeeren sind nicht nur dunkler, sondern auch kleiner.

Zitrone

Reich an Vitamin C, helfen Zitrusfrüchte Ihrem Körper, überschüssiges Wasser herauszuspülen sowie den Natrium- und Kaliumspiegel auszugleichen. Eine Zitronenscheibe, im morgendlichen Tee oder auf Ihrem Salat ausgepresst, fördert die Verdauung.

Petersilie

Bekannt für die Unterstützung der Leber- und Nierenfunktion, wirkt Petersilie auch als Stoffwechsel-Booster zur Beseitigung von Giftstoffen. Kurzum, ein Muss in jedem Salat.

Koriander

Ist reich an Antioxidantien, die Schäden durch freie Radikale verhindern, und unterstützt den Körper beim Abtransport von Schwermetallen. Er lässt sich leicht zu Hause anbauen und in Reis, Salate, Salsas und Dips verwenden.

Walnüsse

Der perfekte Snack! Eine Handvoll Walnüsse am Nachmittag liefert wertvolle Omega-3-Fettsäuren und ist eine gute Quelle von Eiweiß und Kupfer (ein Mineral, das die Produktion von Kollagen fördert).

Kokosnussöl

Reiben Sie es sich auf die Haut, oder nehmen Sie einen Löffel davon zu sich. Es ist antibakteriell, wirkt gegen Hautpilze und verhilft Ihnen zu einem klaren Hautbild.

Aber trotz des eindeutigen Zusammenhangs zwischen Ernährung und Haut lautet die Frage, ob eine Aufnahme von Vitalstoffen über den Grundbedarf hinaus überhaupt noch einen Effekt hat. Mit anderen Worten: Ist es überhaupt sinnvoll, viel Geld für teure Vitalsäfte, Nahrungsergänzungsmittel und Power-Riegel auszugeben, wenn der Körper die überschüssigen Nährstoffe gar nicht aufnimmt? Das Stichwort dieser Diskussion lautet *funktionelle Lebensmittel*. Sie versprechen Nährstoffe zu enthalten, die Körper- und Hautfunktionen positiv und vor allem wirksam beeinflussen können. Die Beliebtheit dieser funktionellen Lebensmittel können Sie an jedem Kühlregal eines beliebigen Supermarkts ablesen. Gerade in den letzten Jahren ist die Anzahl der Produkte, die vollmundig unterschiedlichste Gesundheitswirkungen bewerben, enorm gestiegen. Joghurt gegen Darmkrebs, Margarine gegen Herzinfarkt, Fruchtsäfte zur Stärkung des Immunsystems und Trinkjoghurt gegen Alzheimer, Krebs und Allergien. Obwohl bislang keine belastbaren Nachweise zur Wirksamkeit der funktionellen Lebensmittel vorliegen, erfreuen sich diese Produkte steigender Beliebtheit. Zu groß scheint die Versuchung, kleine Alltagssünden beim moralischen Ablasshandel (tausche Besuch im Fitnessstudio gegen Multi-Vitalstoff-Protein-Smoothie) im Supermarkt vergessen zu machen. Ob und wie diese auf die Haut wirken oder bestimmte Hauteigenschaften wie Feuchtigkeitsgehalt oder Elastizität positiv beeinflussen, ist bislang jedenfalls unklar.

Aber selbst wenn funktionelle Lebensmittel und Superfoods die körpereigenen Reparaturmechanismen wirkungsvoll unterstützen und verschiedenste Hautfunktionen günstig beeinflussen können, gibt es keinen Zaubertrunk für eine gesunde Haut.[8] Am besten behalten Sie Ihre Haut so weit im Auge, dass Sie erst gar keine ernsten Hautprobleme entwickeln. Achten Sie daher beim Thema Ernährung auch nicht so sehr darauf, *was* Sie essen, sondern vielmehr, was Sie *nicht* essen. Eigentlich ist der Trick ganz einfach: Anstatt sich den Kopf den ganzen Tag über die gesündesten Lebensmittel der Welt zu zerbrechen, lassen Sie die ungesunden Sachen einfach weg. Alles, was Sie dazu brauchen, ist ein wenig Achtsamkeit:

Achtsames Essen

- Wann esse ich?
- Warum esse ich?
- Wie merke ich, dass ich satt bin?
- Nach welchem Essen fühle ich mich gut?
- Wo bin ich mit meinen Gedanken, während ich esse?
- Welche Gedanken und Gefühle verbinde ich mit Essen?

Wenn Sie beim Thema gesunde Ernährung auf der sicheren Seite sein wollen, genügen im Grunde diese zwei einfachen Regeln:

1. Verzichten Sie auf industriell verarbeitete Nahrungsmittel (je stärker verarbeitet, desto ungesünder) und

2. verzichten Sie auf Tiefkühlkost und alles, was länger als einen Monat haltbar ist.

Damit haben Sie 99 Prozent der ungesunden Lebensmittel ganz automatisch von Ihrem Speiseplan gestrichen und ersetzen diese nun durch frisches, gesundes Superfood.

Denn je mehr die Wissenschaft über den Einfluss der Ernährung auf unsere Gesundheit herausfindet, desto wichtiger wird sie. Die Bedeutung der Genetik rückt jedenfalls immer weiter in den Hintergrund. Damit spielen unsere genetischen Anlagen eine immer geringere Rolle und die Art und Weise unserer Ernährung eine immer größere.

XY ... ungelöst: Hier hat die Medizin noch keine Antworten gefunden

- Welchen Einfluss haben bestimmte Nahrungsmittel auf die Haut?
- Welche einzelnen Nahrungsstoffe beeinflussen genau welche Hautfunktionen?
- Hängt die Wirkung bestimmter Nahrungsstoffe von der Dosierung ab?
- Wirken Vitalstoffe über die tägliche Mindestmenge hinaus?

Ohne Schweiß kein Preis

Vielen denken bei dem Wort Schweiß ja sofort an stechende Gerüche, tellergroße Schweißflecken unter den Armen oder Zugfahrten mit der Deutschen Bahn. Dabei schwitzen wir eigentlich immer. Wir bemerken es nur nicht. Denn ständig verdunstet auf unserer Hautoberfläche Feuchtigkeit. So geben wir täglich etwa einen halben Liter Schweiß ab. Am meisten schwitzen wir aber nachts. Dann verdunsten bis zu zwei Liter in der Matratze – das ist der Moment, wo jeder denkt: »Wo bleiben denn bitte zwei Liter Wasser im Bett?« Das meiste Wasser verdampft zwar im Raum, aber das, was im Bett und der Decke steckt, sollte man durch morgendliches Lüften und Ausschütteln herausbekommen. Auf jeden Fall erfüllt Schweiß eine ganz wichtige Funktion, denn er transportiert die Abfallprodukte des Körpers nach außen. Beim Schwitzen wird die Haut stärker durchblutet, abgestorbene Hautzellen können leichter entsorgt werden, und überschüssige Flüssigkeit wird aus dem Gewebe geschwemmt. Erfreulicherweise riecht dieser frisch gebildete Schweiß zunächst neutral. Erst wenn die natürliche Zersetzung durch Bakterien auf der Hautoberfläche beginnt, entstehen Buttersäure und ein unangenehm stechender Schweißgeruch. Darüber hinaus besteht Schweiß zwar zu 99 Prozent aus Wasser, aber das restliche ein Prozent enthält verschiedene Enzyme (kleine Helferlein des Körpers), Spurenelemente und körpereigene Lipide (anderes Wort für Fette), die den ganzen Körper wie eine Bodylotion überziehen. Also, Schweiß macht schön! Wirklich!

Richtig Schwitzen will aber gelernt sein. Nur durch wiederholte körperliche Anstrengungen lernt die Haut, angemessen zu reagieren. Wem schon nach fünf Treppenstufen die Schweißperlen von der Stirn tropfen, trainiert seine Schweißdrüsen am besten durch regelmäßigen Sport. Trotzdem schwitzen trainierte Sportler schneller als Sportmuffel. Das bedeutet aber nur, dass die Schweißdrüsen gezielter anspringen, der Körper dadurch schneller gekühlt wird und die Ausdauer steigt. Auch wenn jeder Mensch unterschiedlich stark schwitzt, können Sie viel tun für eine bessere Schweißbildung.

So schwitzen Sie richtig und effektiv

- Übergewicht reduzieren
- luftdurchlässige Kleidung tragen
- regelmäßige Wechselduschen, warm und kalt
- Ausdauersport treiben, zumindest regelmäßige Bewegung
- wöchentliche Saunabesuche

Wenn Sie also lernen wollen, ordentlich zu schwitzen, investieren Sie die knapp 100 Euro, welche Sie zum Beispiel für eine Anti-Aging-L'Oréal-Creme hinblättern müssten, lieber in eine Mitgliedschaft im Fitnessstudio, oder steigen

Sie am besten gleich in der ersten Liga ein, und gehen Sie direkt in die Sauna. Wenn es zwischen 60 und 90 Grad heiß wird und die Luftfeuchtigkeit nur 10 Prozent beträgt, fließt bei einem Saunagang bis zu einem halben Liter Schweiß (danach unbedingt ausreichend trinken). Deshalb freut sich Ihre Haut sehr über regelmäßige Saunagänge. Das Schwitzen öffnet die Poren, reinigt die Haut, verbessert die Durchblutung und stärkt zudem den natürlichen Schutzmantel der Haut. Außerdem kräftigt Saunieren das Immunsystem, entspannt Muskeln, fördert den Stressabbau und regt die Ausschüttung von Glückshormonen (Endorphinen) an. Aber das Beste ist: Saunagänger leben länger. Mehr als 2000 finnische Männer machten Angaben zur Häufigkeit und Länge ihrer Saunagänge. In den darauffolgenden 21 Jahren wurden sämtliche Herz-Kreislauf-Erkrankungen und Todesfälle erhoben. Es zeigte sich, dass Männer, die öfter in die Sauna gehen, länger leben als Schweißmuffel. Häufiges (4- bis 7-mal pro Woche) und langes Saunieren (über 19 Minuten) hängt mit bedeutend weniger Herz-Kreislauf-Erkrankungen und Todesfällen zusammen.[9] Die Finnen scheinen die gesundheitlichen Vorteile erkannt zu haben und betreiben das Saunieren als Volkssport. Deshalb soll es in Finnland angeblich genauso viele Saunaplätze wie Einwohner (5,4 Millionen) geben.

Saunatipps für Einsteiger

- Gehen Sie nicht mit leerem oder vollem Magen (direkt nach dem Essen) in die Sauna.
- Vorher gut abtrocknen, weil trockene Haut besser schwitzt.

- Starten Sie mit kurzen Gängen (8 bis 12 Minuten) in einer milden Sauna (50 bis 60 Grad).
- Drei Saunagänge genügen – »viel hilft viel« stimmt nicht.
- Vermeiden Sie unnötige Qualen, und setzen Sie sich nicht gleich auf die höchste Bank.
- Regelmäßigkeit ist entscheidend: Für ein gut trainiertes Immunsystem empfiehlt es sich, das ganze Jahr über 1- bis 2-mal pro Woche zu saunieren.
- Nach dem Schwitzen 2 Minuten an der frischen Luft leicht bewegen, dann langsam kalt abduschen und ausreichend ruhen.
- Nicht hetzen: Für drei Saunagänge sollten Sie sich 2 Stunden Zeit nehmen.
- Löschen Sie Ihren Durst erst nach dem letzten Saunagang.
- Gehen Sie niemals mit Fieber in die Sauna oder wenn Sie sich sonst irgendwie unwohl fühlen.

Anti-Aging-Creme, Naturkosmetik oder: Was eine gesunde Haut wirklich braucht

Wenn Sie Ihre Haut nach dem härtesten Job der Welt befragen würden, wäre die Antwort: Stewardess (Neudeutsch: Flugbegleiterin). Denn die sogenannte Stewardessen-Krankheit (*Periorale Dermatitis*) zählt zu den am häufigsten behandelten Hautproblemen. Ursache der Beschwerden ist schlichtweg eine *überpflegte Haut*. Viele Patienten meinen es einfach zu gut. Tägliches Peeling, verschiedenste Pflegeprodukte, lückenloses Make-up und unterschiedlichste Zusatzstoffe reizen die Haut, die mit roten Flecken und trockenen Stellen reagiert.

Dabei muss eine gesunde Haut eigentlich gar nicht gepflegt werden. Nur bei besonderen Belastungen, beispielsweise durch eisige Winterstürme oder tägliche Schaumbäder, braucht die Haut extra Feuchtigkeit. Befindet sich Ihre Haut in einem gesunden Gleichgewicht, produziert sie nämlich alle Substanzen selbst, um Feuchtigkeit zu binden. Deshalb wird die Stewardessen-Krankheit »radikal« behandelt: mit der sogenannten Nulltherapie. Dabei werden sämtliche Cremes, Gels, Lotions und auch das Make-up für einige Tage komplett weggelassen, bis sich das Hautbild wieder normalisiert und eine deutlich reduzierte Pflege mit einem Minimum an Produkten und Zusatzstoffen wieder aufgenommen werden kann. Für eine gesunde Haut ist somit *keine* Pflege die beste Pflege.

Daher gilt beim Thema Hautpflege grundsätzlich: Alles was Sie sich auf die Haut schmieren, hat nur einen minimalen Effekt, wenn überhaupt. Auch wenn die Kosmetik-Werbung mit viel Aufwand versucht, Hoffnung und Zuversicht zu verbreiten, gibt es keine Creme, um die Haut jünger zu machen. Selbst dem Kosmetik-Riesen L'Oréal wurde gerichtlich untersagt, seine Produkte mit der Behauptung »sichtbar jugendlichere Haut in sieben Tagen« zu bewerben. Weder die Erkenntnisse der Genforschung oder wundersame Nanopartikel noch »bisher unentdeckte Naturheilstoffe« können die Zeit zurückdrehen. Dass die neuen Wirkstoffe patentiert sein sollen, sagt jedoch nichts über deren Wirksamkeit aus. Die natürlichen Prozesse der Hauterneuerung laufen einfach in zu tiefen Hautschichten ab, um von oberflächlichen Kosmetika wirksam beeinflusst zu werden. Der Griff zur Anti-Falten-Creme hat nur den einen Grund, Falten zu reduzieren und somit die sichtbaren Anzeichen der Hautalterung zu verzögern. Aber gemeinerweise findet der Alterungsprozess der Haut genau dort statt, wo Kosmetika gar nicht eindringen können, nämlich in der Lederhaut. Wenn eine einfache Feuchtigkeitscreme unsere lebenswichtige Schutzhülle tatsächlich so leicht durchdringen könnte, wäre unsere Zeit auf diesem Planeten schon längst abgelaufen. Fakt ist, Anti-Aging-Cremes bringen nichts. Falten lassen sich nicht wegcremen.

Zwar kann eine gute Creme den Teint frischer erscheinen lassen und kleinere Fältchen ausbügeln, aber ein faltenfreies Gesicht kann kein Kosmetikprodukt auf dieser Welt zaubern. Denn zerstörte Kollagenfasern sind nicht durch Creme zu ersetzen.

Und jetzt bin ich wirklich mal ein Spielverderber. Auch wenn es aus kosmetischer Sicht wünschenswert wäre, aber die Spannkraft und Festigkeit der Haut hängen von mehr als nur von einem Faktor wie zum Beispiel Kollagen ab. Deshalb ist die Spannkraft Ihrer Haut auch nicht isoliert zu betrachten bzw. irgendwie auch nur annähend vergleichbar zu messen.

Welche Faktoren bei der Faltenbildung eine Rolle spielen, muss wissenschaftlich noch untersucht werden. In der Zwischenzeit sind im Kosmetikregal Cremes von 1,99 Euro, über Deutschlands meistverkaufte Anti-Falten-Creme »Q10« von Nivea für 8 Euro, bis zu 90 Euro alles im Angebot. Nur leider sind die meisten Cremes einfach nur überteuert und ohne jeden Wirksamkeitsnachweis. Menschen denken ja immer noch gerne, dass Dinge, die besonders teuer sind, auch besonders gut helfen – ist aber nicht so. Trotzdem präsentiert die Kosmetikindustrie neue Produkte am laufenden Band. »Cosmeceuticals« heißt der neueste Trend und beschreibt medizinisch-dermatologische Produkte zur Hautpflege, deren Wirksamkeit und Verträglichkeit wissenschaftlich bewiesen sein müssen. Das aus »cosmetics« und »pharmaceuticals« zusammengesetzte Wort soll deutlich machen, dass bei der Herstellung auf höchste Wirkstoffqualität und einen minimalen Einsatz von Zusatzstoffen geachtet wird, um den individuellen Hautpflegebedürfnissen noch besser gerecht werden zu können. Aber der wissenschaftliche Beweis steht noch aus.

Mythen der Haut – Anti-Aging

Teure Anti-Aging-Creme wirkt besser als billige.
Abgesehen davon, dass alle Anti-Aging-Cremes gleich unwirksam sind, weil keine Creme der Welt die Faltenbildung aufhalten oder rückgängig machen kann, ähneln sich die Inhaltsstoffe oft sehr. Deshalb steckt in unterschiedlich teuren Cremes oftmals das Gleiche drin, egal ob Sie diese im Drogeriemarkt oder in der Apotheke kaufen.

Anti-Aging-Produkte helfen gegen Falten.
Faltencreme und viele andere Anti-Aging-Produkte versorgen die Haut mit Feuchtigkeit und erzeugen dadurch ein strafferes Hautbild – aber leider nur für kurze Zeit.

Laserbehandlungen können die Haut verjüngen.
Laserbehandlungen können zwar Anzeichen der Hautalterung verringern, aber niemals komplett beseitigen. Am besten schützen Sie Ihre Haut rechtzeitig vor zu viel Sonne, damit Hautschäden erst gar nicht entstehen.

Auf der Suche nach natürlicher Schönheit liegt Kosmetik von Mutter Natur voll im Trend. Chemiefreie Pflegeprodukte mit natürlichen Inhaltsstoffen gelten dabei als sanfte Alternative zu herkömmlichen Produkten. Angeblich soll schon Kleopatra in Ei, Milch und Olivenöl gebadet haben. Im 21. Jahrhundert steigt mit der zunehmenden Beliebtheit von Naturkosmetik jedenfalls auch die Zahl von Kontaktekzemen und Hautreizungen, die durch die pflanzlichen Inhaltsstoffe ausgelöst werden. Auch wenn Kamille, Arnika, Bienenwachs und Ringelblumenextrakt herrlich natürlich klingen, kann sich die Haut durch den direkten Kontakt röten. Sie juckt, Ausschlag und Pusteln können die Folge sein. Weil diese Beschwerden typischerweise erst nach ein bis zwei Tagen auftreten, ist es oft schwer, den schuldigen Auslöser zu finden. Da eine Kontaktallergie nicht heilbar ist, bleibt Ihnen keine andere Möglichkeit, als die auslösenden Inhaltsstoffe künftig zu meiden. Studieren Sie daher sorgfältig die Angaben zu Inhaltsstoffen auf den Verpackungen Ihrer Pflegeprodukte. Der Begriff »Naturkosmetik« klingt zwar vertrauenerweckend, ist aber rechtlich nicht geschützt – das heißt jeder, auch Sie und ich, können diesen Begriff einfach auf ein Produkt unserer Wahl schreiben.

Beim Zutaten-TÜV Ihrer Kosmetikprodukte werden Sie leider feststellen, dass es meist sehr schwer ist herauszubekommen, was tatsächlich in Ihrer Creme steckt. Inhaltsstoffe werden oft kleingeschrieben oder in englischer Sprache aufgelistet. Kaufen Sie Naturkosmetika auch besser nur in kleinen Packungsgrößen, und benutzen Sie das Produkt nicht mehr, wenn es seinen Geruch oder sein Aussehen verändert hat. Naturkosmetika verderben durch den Verzicht auf Konservierungsstoffen in Shampoo, Creme oder Lippenstift auch schneller und sind deshalb auch anfälliger für Keime. Als neuester kosmetischer Trend gelten die »Actives«, also Extrakte aus Naturstoffen zum Schutz vor vorzeitiger Hautalterung, zur Stärkung des natürlichen Schutzmantels der Haut und zur Anregung der Kollagenproduktion. Aus der »Blauen Lagune«, der berühmten Thermalquelle auf Island, stammen beispielsweise Extrakte aus Algen und Silikat.

Egal für welche Pflegeprodukte Sie sich aber letztlich entscheiden, der Weg zu einer gesunden und schönen Haut beginnt immer mit realistischen Erwartungen an Ihre Hautpflege. Cremen allein reicht nicht! Ohne aktiv etwas für die Haut zu tun, beginnt die Schwerkraft schon ab dem 30. Lebensjahr an uns zu zerren. Das Wangenfett sinkt sichtbar ab, zwischen Nase und Mundwinkel entstehen erste Fältchen (Nasolabialfalte), um die Augen erscheinen Krähenfüße – die Zeichen der Zeit beginnen sich auf unser Gesicht zu legen. Weil sich Ihre Haut mit dem Alter verändert, verändern sich auch ihre Bedürfnisse. So hängt zum Beispiel die Talgproduktion der Haut eng mit Ihrem Alter zusammen. Daher ist die Haut in der Pubertät etwas fettiger als im höheren Lebensalter.

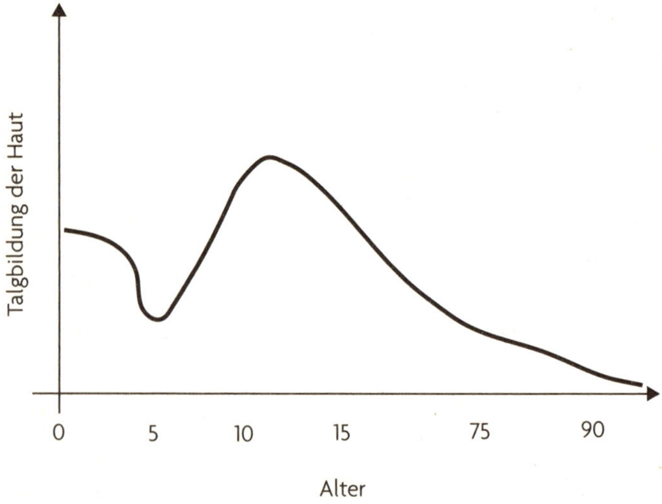

Nach der Pubertät nimmt die Talgproduktion der Haut deutlich ab.

Weil sich Ihre Haut im Laufe des Lebens verändert, ist es so wichtig, die Haut nicht zu überpflegen. Neben einer sanften Behandlung ist vor allem ein gesunder Lebensstil der wichtigste Beitrag, um bis ins hohe Alter eine gesunde und schöne Haut zu haben. In Wirklichkeit brauchen Sie nämlich gar keine teuren Cremes, um sich wirksam vor Falten zu schützen. Sonne, Solarium und Zigaretten vermeiden ist viel wirksamer und obendrein auch noch kostenlos. Nicht umsonst erkennt Ihr Hautarzt langjährige Raucher auf den ersten Blick. Bei dem ärztlichen Rat, aus gesundheitlichen Gründen doch bitte auf Alkohol und Nikotin zu verzichten, heißt es zwar immer, dass man dann auch nicht länger leben würde, es käme einem nur länger vor. Aber bei der Frage, ob es äußere Anzeichen für ein langes und gesundes Leben gibt, wird Ihr Hautarzt trotzdem zweifelsfrei mit »Ja« antworten.

Das braucht eine gesunde Haut wirklich

- ausreichend Schlaf (7 bis 8 Stunden pro Nacht)
- ausreichend Flüssigkeit (1,5 bis 2 Liter stilles Wasser pro Tag)
- ausreichend Ruhe (Make-up so selten wie möglich)
- eine ausgewogene und vitalstoffreiche Ernährung
- Verzicht auf Solarium, Sonnenbrand und Zigaretten

Deutschland: Jetzt auch Weltmeister im Bad

Nun ist es offiziell: Die Deutschen sind weltweit die schnellsten im Bad! Duschen, rasieren, Zähne putzen, eincremen – niemand ist schneller und verbringt weniger Zeit mit der täglichen Körperpflege als wir. Deutschland ist also auch im Bad Weltmeister. Nur 49 Minuten täglich brauchen die Deutschen laut einer internationalen Duschstudie des Badaustatters Hans Grohe. Im weltweiten Durchschnitt verbringt der Mensch etwa 70 Minuten im Bad, wobei die Spitzenreiter, die Brasilianer, 108 Minuten zur täglichen Körperpflege aufwenden. Geduscht wird in Deutschland meist einmal täglich (52 Prozent) und am liebsten morgens (49 Prozent). Mit 11 Minuten sind die Deutschen aber ausgesprochene Schnellduscher. Nur die Franzosen sind noch schneller und stehen schon nach 10 Minuten wieder im Trockenen. Wirklich aufklärend ist, dass Frauen gar nicht so viel längere Zeit im Bad verbringen, wie es das beliebte Vorurteil meint. Weder unter der Dusche (13,2 vs. 12,4 Minuten) noch im Bad insgesamt (73 vs. 67 Minuten) trödeln Frauen auffallend länger.

Die Haut freut die kurze Duschzeit auf jeden Fall. Denn langes und heißes Duschen schadet der Haut eher, als dass es ihr nutzt. Mit viel Aufwand produziert die Haut aus Talg, Schweiß und Hornzellen einen leicht säurehaltigen Schutzmantel, der den gesamten Körper überzieht. Ein fein balancierter pH-Wert zwischen 4 und 7 bildet so eine leicht saure, aber natürliche Schutzhülle, die uns vor Bakterien, Pilzen und anderen Mikroorganismen bewahrt. Langduscher schädigen diesen empfindlichen Schutzfilm und waschen zusätzlich genau die Fette aus, welche die Haut weich und geschmeidig halten. Sie riskieren letztlich trockene und raue Haut. Deshalb sind Seifen, Duschgels und Gesichtsreinigungsprodukte mit einem hohem pH-Wert auch ungünstig, weil diese den wichtigen Säureschutzmantel zerstören. Auch wenn die Haut einen pH-Wert von 5,5 am besten verträgt, gibt es keine allgemeine Empfehlung, wie oft oder wie lange man duschen darf oder sollte. Generell gilt wie immer, dass auch Duschen eine Frage des Hauttyps ist. So vertragen Menschen mit fettiger Haut häufigeres Duschen besser als Menschen mit trockener oder empfindlicher Haut. Nutzen Sie nach der erfrischenden Brause auf jeden Fall Cremes oder Lotions mit der Aufschrift »pH-Wert 5,5«. Diese Pflegeprodukte sind auf den natürlichen Säureschutzmantel abgestimmt und machen Ihre Haut leicht sauer.

So dusche ich hautfreundlich

- nicht länger als 5 Minuten duschen
- bei lauwarmer Temperatur (36 °C) duschen
- bei jeder zweiten Dusche auf Seife und Duschgel verzichten (die Haut wird auch nur mit Wasser sauber)
- aggressive Seifen vor allem im Intimbereich vermeiden

Was ich für eine schöne und gesunde Haut tun kann – der Test

	A	B	C
Ich rauche	nie	selten	häufig
Ich bin mit Rauchern zusammen	nie	selten	häufig
Ich trinke Alkohol	nie	manchmal	täglich
Ich esse frisches Obst und Gemüse	täglich	manchmal	sehr selten
Ich esse Fleisch und Wurst	selten	manchmal	täglich
Ich bewege mich im Alltag	regelmäßig	manchmal	kaum
Ich treibe Sport	täglich	manchmal	selten
Mein Gewicht ist	normal	leicht übergewichtig	deutlich übergewichtig
Ich gehe ins Solarium	nie	selten	häufig

Überwiegend A

Toll, Sie leben sehr gesundheitsbewusst! Ihr persönliches Risiko für Herz-Kreislauf-Erkrankungen oder Krebs ist deutlich reduziert, und obendrein tun Sie alles für eine strahlend schöne Haut.

Überwiegend B

Gut, aber bleiben Sie am Ball! Sie können Ihre Gesundheit noch aktiver unterstützen.

Überwiegend C

Achtung! Ihr Lebensstil erhöht nicht nur Ihr persönliches Risiko für Herz-Kreislauf-Erkrankungen und Krebs, sondern lässt auch Ihre Haut frühzeitig altern. Das können Sie besser: einen gesunden Lebensstil pflegen!

So pflege ich meine Haut richtig

- Wenn Sie zu heiß und zu lange duschen, trocknen Sie Ihre Haut unnötig aus. Nach der Dusche cremen Sie sich Ihrem Hauttyp entsprechend ein.
- Wenn Ihre Haut nach dem Waschen schuppt, kribbelt oder juckt, brauchen Sie eine rückfettende Creme mit Feuchtigkeitsspendern wie Urea oder Hyaluronsäure.
- Vermeiden Sie die pralle Sonne. Weil 80 Prozent der sichtbaren Hautalterung auf das Konto der UV-Strahlung gehen, ist Sonnenschutzcreme die einzig wahre Anti-Aging-Creme.
- Tun Sie Ihrer Haut einen Gefallen, und verzichten Sie auf den Besuch im Solarium. Die Bräune aus der Röhre ist einfach zu gefährlich. Die gesundheitlichen Risiken überwiegen den optischen Nutzen eindeutig. Dann lieber Selbstbräuner aus der Tube verwenden.
- Weniger hilft viel: Je weniger Reinigung, Peeling, Cremes und Pflegeprodukte Sie Ihrer Haut täglich zumuten, desto besser. Das gilt auch für die verschiedenen Inhaltsstoffe: je weniger Duft- und Konservierungsstoffe, desto besser. Eine gesunde Haut im Gleichgewicht braucht kein Fett, keine Masken oder Tagescreme. Man muss die Haut nicht immer pflegen und jeden Tag eincremen. Die

Haut produziert eigene Fette und pflegt sich von Natur aus selber.

- Bei glänzender Haut brauchen Sie keine Fettcreme, sondern Feuchtigkeit.
- Cellulite ist zwar für alle da, aber wer gesund lebt, sich viel bewegt, ausgewogen ernährt und Normalgewicht hält, bekommt die Orangenhaut meist besser in den Griff.
- Sie wollen Ihre Haut um 10 Jahre jünger und frischer aussehen lassen? Dann hören Sie auf zu rauchen. Zigaretten sind der sicherste und schnellste Weg zu vorzeitiger Hautalterung, Falten und einem ungesunden Hautbild.
- Trinken, trinken, trinken! Mindestens 1,5 Liter täglich und am besten stilles Wasser.

Die ultimative Haut-Shopping-Liste

Gesicht	2 bis 3 Cremes in verschiedenen Fettstufen · leichtes Gel · Feuchtigkeitscreme · nachhaltig fettende Creme Reinigungsmilch, mild Gesichtswasser Peeling Lippenpflege/Lipstick
Augen	Augengel (kühlend) Augencreme (reichhaltig)
Hände	Handcreme (mit Feuchtigkeitsspender: Urea, Glycerin o. ä.)
Füße	Pflegecreme für Füße und Nägel (mit Feuchtigkeitsspender)
Körper	Körpermilch (pH-Wert 5,5, evtl. mit Urea) Körperöl Deodorant (ohne Aluminium) Duschöl (mit natürlichen Ölen und Vitaminen, pH-Wert 5,5) Badeöl
Haare	Shampoo, mild Haarkur

Kosmetik	getönte Tagescreme für einen seidig-matten Teint Masken
Sonnenschutz	Sonnencreme oder -spray mit hohem Lichtschutzfaktor · fetthaltig für Kinder · fettfrei für Erwachsene (sonst droht »Mallorca-Akne«)

Achtung: Bitte nicht nachmachen!

Das Sprichwort »Über Geschmäcker gibt es kein Gemecker!« gehört sicherlich zu den Klassikern unter Großmutters Perlen der Weisheit. Aber hin und wieder tauchen eben doch Trends auf, die so dumm und gefährlich sind, dass sich alle Geschmacksfragen erübrigen. So geschehen im letzten Sommer, als die sogenannte »Sunburn Art«, was auf Deutsch so viel bedeutet wie Sonnenbrand-Kunst, in den sozialen Medien des Internets die Runde machte. Wenn Sie den Begriff bei Google eingeben, werden Sie schnell fündig und können sich mit eigenen Augen ein Bild davon machen, was ein Sonnenbrand mit Kunst zu tun haben soll. Dort werden Sie dann Menschen mit teilweise hochgradigem Sonnenbrand sehen, die voller Stolz ihre Smileys, Lilienblätter, Batman oder Dollarzeichen auf der Haut präsentieren. Der Trick dahinter ist relativ einfach. Denn um die Symbole so deutlich hervorzuheben, muss die umgebende Haut nur entsprechend stark verbrannt sein. Man nehme also Sonnencreme mit einem hohen Lichtschutzfaktor oder selbstgebastelte Schablonen mit dem gewünschten

Muster bzw. Symbol, fixiert dieses auf der Haut und legt sich anschließend in die pralle Sonne (am besten mittags!). Was dann passiert, ist eigentlich sonnenklar: Außer an den abgedeckten oder wahlweise mit Sonnencreme »gemalten« Hautstellen verbrennt die umgebende Haut zuverlässig in zartrosa bis feuerrot. Erst vor diesem Hintergrund leuchten die blassen Kunstwerke dann regelrecht auf.

Voller Entsetzen wird Ihnen jeder Hautarzt auf dieser Welt von diesem Trend dringend abraten. Zur Erinnerung: Sonnenbrände in der Kindheit und Jugend erhöhen das Hautkrebsrisiko bis um das Dreifache. Obendrein spielt verbrannte Haut bei der gefährlichsten Variante, dem schwarzen Hautkrebs, die Hauptrolle. Also tun Sie sich und Ihrer Haut den Gefallen, und verzichten Sie auf diese gefährliche Art künstlerischen Ausdrucks. Gehen Sie über die Mittagszeit lieber ins Museum und genießen dort Kunst, die Ihr Leben verlängert und nicht verkürzt.

Achtung, Sonne!
So schützen Sie Ihre Haut richtig

Bevor wir klären, *wie* Sie Ihre Haut am besten schützen können, müssen wir erst einmal verstehen, *warum* und *wovor* die Haut überhaupt geschützt werden muss. Das wird Ihnen auch helfen, den »Sonnencreme-Muffeln« in Ihrer Umgebung, sei es der Ehemann oder die Freundin, zu erklären, warum Sonnenschutz so wichtig ist. Zuerst denken Sie noch einmal daran, dass unsere Haut selbst bereits ein körpereigener Sonnenschutz ist. Je dunkler die eigene Haut, desto länger hält sie es in der Sonne aus. Eine der Hauptaufgaben der Haut ist somit die natürliche Schutzfunktion gegen die ultraviolette (UV)-Strahlung der Sonne. Diese unterscheidet sich in UV-A- und UV-B-Strahlung, die beide das Immunsystem schädigen, Hautkrebs fördern und die Hautalterung beschleunigen. Deshalb hat die EU im Jahr 2006 festgelegt, dass jedes Sonnenschutzmittel gleichzeitig vor beiden UV-Strahlen schützen muss.

Obwohl die Strahlung der Sonne aber aus Licht aller Wellenlängen besteht, kann unser Auge nur rotes, grünes und blaues Licht erkennen (gemischt erscheint es uns als weiß). Die problematische UV-Strahlung ist für uns leider unsichtbar und wird deshalb in ihrer Wirkung dramatisch unterschätzt. Abhängig von der Wellenlänge wird das Sonnenlicht also unterschieden in sichtbares Licht, ultraviolettes Licht (UV-A, UV-B, UV-C) und Infrarotstrahlung (IR).

Je kurzwelliger dabei die UV-Strahlen sind, desto gefährlicher sind sie für unsere Haut. Aber während sich die gesundheitlichen Risiken der UV-Strahlung inzwischen herumgesprochen haben, ist die Infrarotstrahlung (IR) der

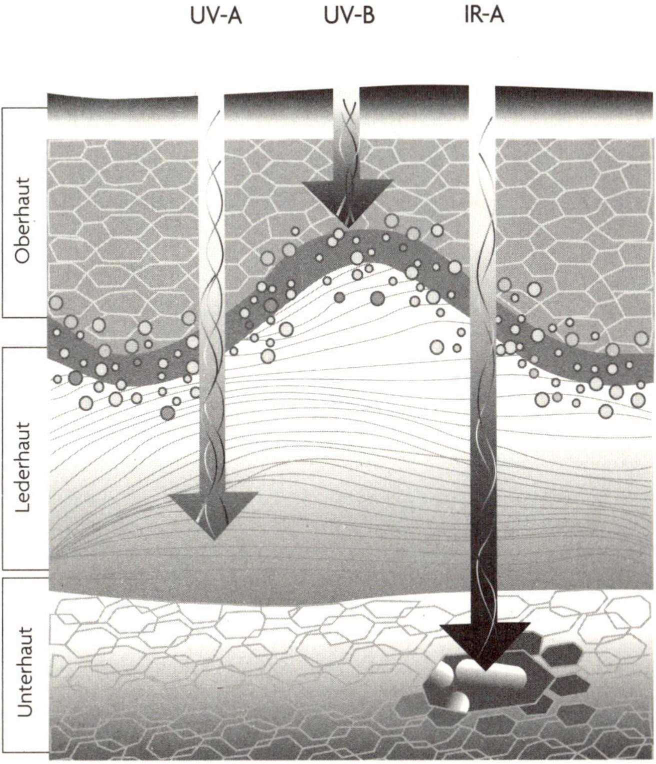

Verschiedene Strahlenarten dringen unterschiedlich tief in die Haut ein.

Sonne weitaus weniger bekannt. Und das, obwohl sie etwa ein Drittel des Wellenlängenbereichs der Sonne abdeckt und neuesten Erkenntnissen zufolge besonders tief in die Haut eindringt (und das sogar unabhängig vom Hauttyp). Schon vor über 20 Jahren wurden bei einer Vergleichsstudie zwischen dauerhafter UV- und IR-Strahlung an Meerschweinchen ähnliche Hautveränderungen beobachtet. Bei der Kombination beider Strahlungsarten verstärkten sich die Hautschäden sogar.[10] Auch wenn die Ergebnisse aus Tierversuchen nur eingeschränkt auf den Menschen übertragbar sind und die Forschung rund um die Wirkung der IR-Strahlung ganz am Anfang steht, gilt für alle Strahlungsarten dieselbe Empfehlung: Ein vernünftiger Umgang mit direkter Sonnenbestrahlung ist die beste Vorbeugung.

Jetzt wissen Sie auch, warum die Ozonschicht so wichtig für uns ist. Sie schirmt die besonders kurzwellige und damit besonders schädliche UV-C-Strahlung fast komplett ab und lässt auch von den UV-B- und UV-A-Strahlen nur noch einen Bruchteil passieren. Dieser 30 Kilometer dicke Sonnenschirm ist also tatsächlich lebenswichtig. Trotzdem muss uns klar sein, dass die Haut ein ganzes Leben lang, egal ob im Schatten, unter Wolken oder direkt in der Sonne, immer UV-Strahlung ausgesetzt ist. Um Hautkrebs, frühzeitiger Hautalterung und Faltenbildung vorzubeugen, ist also der richtige Sonnenschutz entscheidend. Dazu merken Sie sich einfach das

Sonnenschutz-A-B-C:

A – Ausweichen

B – Bekleiden

C – Cremen

	Mögliche Hautschäden durch Sonnenlicht		
	UV-A	UV-B	IR-A
Sonnenbrand		×	
DNA-Schäden		×	
Mallorca-Akne	×		
Sonnenallergie (Lichtdermatose)	×		
Faltenbildung	×		×
Hautalterung	×		×

Was ist ein Lichtschutzfaktor?

Beim Thema Sonnenschutz sorgt der Lichtschutzfaktor (LSF) immer wieder für viel Verwirrung. Wie hoch muss er sein, um vor Sonnenbrand zu schützen? Wie niedrig muss er sein, um noch braun zu werden? Und reicht es, sich ein Mal einzucremen? Wenn Sie in Ihrem Freundeskreis und in der Familie die passenden Antworten auf diese Fragen haben, ist Ihnen ein Platz in der Liga der hochbegabten Sonnenanbeter sicher.

Allgemein steht der Lichtschutzfaktor für den Schutz gegenüber der UV-B-Strahlung. Er gibt an, wie viele Minuten länger man sich im Vergleich zur ungeschützten Haut in der Sonne aufhalten kann, ohne einen Sonnenbrand zu riskieren. Ein Lichtschutzfaktor von beispielsweise 30 bedeutet also, dass man eine halbe Stunde länger ungestraft in der prallen Sonne baden darf als ohne Sonnencreme. Dabei bietet ein hoher Lichtschutzfaktor einen längeren Sonnenschutz als ein niedriger Lichtschutzfaktor. Die Lichtschutzfaktoren 6 und 10 gelten als niedrig; 15, 20 und 25 als mittel; 30 und 50 als hoch und 50+ als sehr hoch. Weil beide UV-

Filter aneinandergekoppelt sind, beträgt der UV-A-Schutz etwa ein Drittel vom UV-B-Schutz. Eine Sonnencreme mit Lichtschutzfaktor 30 (UV-B-Schutz) enthält also mindestens einen UV-A-Schutzfaktor von 10 und sollte dieses Zeichen auf der Packung tragen.

UVA

Besonders wichtig ist aber die richtige Anwendung. Nach dem Baden und Abtrocknen oder nach einer schweißtreibenden Radtour ist der Sonnenschutz verloren und die Sonnencreme muss erneut aufgetragen werden. Weitverbreitet ist dabei der Glaube, dass mehrmaliges Eincremen den Sonnenschutz verlängert. Das stimmt leider nicht: Wer sich zweimal kurz hintereinander mit einem Sonnenschutzfaktor 10 eincremt, erzielt keinen Sonnenschutz mit dem Faktor 20.

Auch wenn Umfrageergebnissen zufolge 60 Prozent der Frauen und knapp 50 Prozent der Männer Sonnencreme nutzen, bevor sie in die Sonne gehen, ist Sonnenschutz nicht gleich Sonnenschutz. Wichtig ist der verwendete UV-Filter der Präparate. Während ein mineralischer bzw. physikalischer Filter die UV-Strahlen reflektiert und somit zerstreut, nimmt ein chemischer Filter die UV-Strahlung auf und wandelt diese in Wärme um. Auch wenn chemische Filter als Klassiker gelten und mineralische Sonnenschutzmittel sich etwas schlechter auftragen lassen, sind diese gerade bei empfindlicher Haut besser verträglich. Wichtig ist außerdem, dass Sie ein Sonnenschutzmittel verwenden, welches vor UV-B- und UV-A-Strahlung schützt. Dass die besonders intensive Mittagssonne von der Hälfte der Befragten direkt gemieden wird, ist letztlich der effektivste Sonnenschutz überhaupt.[11] Denn kein Sonnenschutzmittel der Welt bietet einen 100-prozentigen Schutz vor der UV-Strahlung. Auch die sogenannte Eigenschutzzeit dient nur als grobe Orientierung und gibt keine Garantie, wie lange Sie ungeschützt in der Sonne braten können, bevor Sie einen Sonnenbrand bekommen. Um herauszubekommen, welchen Lichtschutzfaktor Sie benötigen, sollten Sie neben Ihrem Hauttyp auch den aktuellen UV-Index, also die tagesaktuelle Strahlenbelastung, kennen.

Hauttyp	Merkmale	Eigenschutzzeit	Empfohlener LSF
I Irischer Typ	sehr helle Haut hellblondes oder rotblondes Haar viele Sommersprossen keine Bräunung sehr schnell Sonnenbrand	5–10 Minuten	50
II Nordeuropäischer Typ	helle Haut blondes Haar meist Sommersprossen langsame Bräunung schnell Sonnenbrand	10–20 Minuten	30–50

III Mittel- europäi- scher Typ (Normal- typ)	hellbraune Haut braunes Haar kaum Sommersprossen gute Bräunung selten Sonnenbrand	20–30 Minuten	15–25
IV Mediter- raner Typ	dunkle Haut schwarzes Haar keine Sommersprossen schnelle Bräunung kaum Sonnenbrand	40 Minuten	6–10
Kinder- haut	< 1 Jahr: keine Sonnen- schutzmittel auf die Haut auftragen < 3 Jahre: direkte Sonne meiden (der natürliche UV-Schutz der Haut entwickelt sich erst)	überhaupt noch keinen Ei- genschutz ausgebil- det	30–50 (unabhän- gig vom Hauttyp)

Ihr Hauttyp entspricht der Kategorie, in der Sie sich am besten wiederfinden konnten. Zusätzlich verrät Ihnen der UV-Index, wie stark die Strahlenbelastung an diesem Tag ausfällt. Bei Werten > 8.0 spricht der Deutsche Wetterdienst beispielsweise eine offizielle UV-Warnung aus. Eine tagesaktuelle UV-Karte für Deutschland finden Sie im Internet bei http://www.wetteronline.de/uv-index.

UV-Index	Belastung	Schutzmaßnahmen
≥ 8	sehr hoch	unbedingt erforderlich
6 - 7	hoch	dringend erforderlich
3 - 5	mittel	erforderlich
0 - 2	niedrig	nicht erforderlich

Aber auch unter dem Sonnenschirm und im Schatten sind Sie draußen nicht völlig geschützt. Selbst wenn es bedeckt ist, bedeutet das keinen Freifahrtschein, denn die UV-Strahlung durchdringt die Wolken völlig ungefiltert. Auch der Mythos, dass »Vorbräunen« dem sommerlichen Sonnenbrand vorbeugt, ist irreführend. Gesunde Bräune kommt nicht aus dem Solarium, denn der Schutzeffekt aus dem Solarium ist nur minimal und wiegt Sie in falscher Sicherheit – zwei Gründe, sich dann erst recht einen Sonnenbrand einzufangen. Und dass sogenannte Selbstbräuner die Haut nur einfärben und keinen UV-Schutz bieten, ist ja sowieso klar.

UV-Schutz – gewusst wie

- Mittagssonne zwischen 11:00 und 15:00 Uhr meiden
- mineralischen Sonnenschutz verwenden (mit physikalischem Filter)
- ausreichend hohen Lichtschutzfaktor verwenden – wer viel Zeit an der frischen Luft verbringt, sollte immer einen ausreichend hohen Lichtschutzfaktor verwenden (50+)

- ausreichend Sonnenschutzmittel auftragen
- Sonnenschutz nach 2 bis 3 Stunden auffrischen
- Cremen Sie nicht nur das Gesicht ein, sondern auch alle anderen unbedeckten Hautstellen (Hals, Dekolleté, Schultern ...).
- Sonnenhut, T-Shirt oder Longsleeve können als »textiler Sonnenschutz« ebenfalls wirkungsvoll vor UV-Strahlung schützen.

Das Hinterlistige am Sonnenbrand ist, dass man ihn erst bemerkt, wenn es zu spät ist. Leichte Beschwerden treten zwar schon nach vier bis acht Stunden auf, aber so richtig unangenehm wird es erst am nächsten Tag. Weil die Rechnung also erst später kommt, unterschätzen viele die Wirkung der UV-Strahlung. Wenn der Sonnenbrand da ist, hilft nur noch lindern. Dafür lautet die erste Maßnahme: kühlen. In der Apotheke können Sie rezeptfreie Salben mit Hydrocortison (Wirkstoff: Hydrocortison, Zusammensetzung: 0,25 Prozent) kaufen und auf die verbrannten Hautstellen auftragen. Das wirkt entzündungshemmend, sollte aber nicht länger als zwei Wochen angewendet werden. Eine feuchte Lotion oder Hausmittel wie Joghurt oder Quark können ebenfalls kühlen, auch wenn die Entzündung dadurch nicht gehemmt wird. Von anderen kühlenden Cremes oder Salben wie zum Beispiel Fenistil-Gel oder Systral-Creme sollten Sie Abstand nehmen. Die Wirksamkeit dieser Mittel ist bislang noch unklar, und die Inhaltsstoffe lösen oftmals auch Unverträglichkeiten aus. Um die Entzündungsreaktion der verbrannten Haut zusätzlich zu mildern, können auch Aspirin (Acetylsalicylsäure) oder Ibuprofen helfen. Wenn Ihre Haut jedoch großflächig verbrannt ist, nässt und Blasen bildet, gehen Sie auf jeden Fall zu einem Arzt. Auch Übelkeit, Fieber und Schüttelfrost können Anzeichen für einen Hitzschlag sein.

Mythen der Haut – Sonnenbad

Bei bewölktem Himmel braucht man keine Sonnencreme.

Falsch, UV-Strahlen machen sich nichts aus Wolken am Himmel und gelangen trotzdem zur Erde bzw. auf die Haut. Darum sollte man jeden Tag Sonnencreme benutzen und regelmäßig nachcremen (vor allem nach dem Schwimmen oder Schwitzen).

Ein Make-up mit Lichtschutzfaktor genügt als Schutz vor UV-Strahlung.

Leider nein, Puder, Foundation oder Flüssig-Make-up mit Lichtschutzfaktor bieten noch keinen ausreichenden Schutz vor der UV-Strahlung. Es empfiehlt sich, zusätzlich immer Cremes mit Lichtschutzfaktor aufzutragen.

Schönheit aus dem Solarium?

Über Jahrhunderte galt eine blasse Haut als vornehmes Schönheitsideal und Statussymbol für Wohlstand und soziale Macht. Ja, Sie haben richtig gelesen: Je blasser die Haut, umso nobler dessen Träger. Denn helle Haut bedeutete: »Ich muss nicht auf dem Feld arbeiten und mir den Pelz verbrennen.« Damit war braune Haut immer ein Zeichen niederer Arbeit im Freien. Das ist es heute übrigens auch noch, nur in anderen Teilen der Welt. In China zum Beispiel war ich überrascht, im Supermarkt keine Cremes und Lotions mit Selbstbräunern oder »Sommerbräune« zu finden, sondern mit Zusatzstoffen, die eine besonders blasse Haut bzw. eine sanfte Art des Bleichens versprachen.

In unseren Breiten hat sich die Vorstellung der »noblen Blässe« im Laufe der letzten 100 Jahre jedoch vollständig gewandelt. Seitdem wir unser Leben zunehmend in Büros, Fabriken und auf der Couch verbringen, ist weiße Haut aus der Mode gekommen. Nun ist gebräunte Haut das neue Schönheitsideal und vermittelt Gesundheit, Leistungsfähigkeit sowie Freiheit. Nämlich die Freiheit, sich oft und lange im Freien aufhalten zu können, um zu wandern, zu baden, Sport zu treiben und dabei natürlich zu bräunen. Am Ende dieses kompletten Imagewechsels symbolisiert ein gebräunter Teint nun Freizeit, Aktivität und Lebensfreude. Die einst vornehme Blässe wird heute nur noch

Software-Programmierern und Computer-Nerds zugestanden. Deshalb tobt heute ein regelrechter Bräunungswahn, bei dem alle möglichst schnell braun werden und möglichst lange braun bleiben möchten. Nachgeholfen wird bei Bedarf auch gerne mit Solarien, Höhensonnen und anderen künstlichen Lichtquellen. Das Bedürfnis nach brauner Haut und damit nach einem jüngeren, attraktiveren und gesünderen Aussehen wächst. Und das hat auch seinen Grund.

In verschiedenen Studien konnte der Wirtschaftsprofessor Daniel Hamermesh von der Universität Texas belegen, dass attraktive Menschen einfach erfolgreicher sind. Sie bekommen eher einen Job, werden schneller befördert und haben im Vergleich zu weniger schönen Menschen 10 bis 15 Prozent mehr Einkommen.[12] Nicht wenige behaupten, dass Schönheit im Laufe des Lebens eine größere Rolle spielt als Bildung. Zur Erklärung dieses Phänomens wird der sogenannte Halo-Effekt herangezogen. Demnach kommt es zu einer verzerrten Wahrnehmung von attraktiven Menschen, weil diesen fälschlicherweise weitere positive Eigenschaften wie Intelligenz, Freundlichkeit oder Führungsqualitäten zugestanden werden. Somit überstrahlt Schönheit die Wahrnehmung vieler anderer Charaktereigenschaften und führt automatisch zum Heiligenschein oder zumindest zum Kompetenzvorschuss. Daher ist es wenig verwunderlich, dass Topmanager und andere High Potentials bereitwillig etwas nachhelfen, um sich den Anstrich »frischer Bräune« zu verleihen.

Helle Haut in Hollywood

Ist Ihnen schon mal aufgefallen, dass die Bösewichte und Superschurken in den Star-Wars-, James-Bond-, Matrix- oder Herr-der-Ringe-Filmen immer besonders helle Haut haben? Wissenschaftlichen Studien zufolge wirkt helle Haut nämlich besonders furchteinflößend auf uns und erregt so eine Art Urangst vor Vampiren und anderen kalkweißen, mystischen Wesen. Deshalb gehört es zu den ungeschriebenen Gesetzen in Hollywood, boshafte, hinterhältige, aggressive und niederträchtige Charaktere durch besonders hellhäutige Schauspieler zu verkörpern. Dass die Bösewichte dafür immer am längsten in der Maske sitzen, um komplett weiß geschminkt zu werden, darf hingegen als Fall ausgleichender Gerechtigkeit verstanden werden.

Schönheitsideale hängen aber immer von der jeweiligen Kultur und Epoche ab. Das verrät ein Blick in die Gesichter asiatischer Frauen. Was mir in China aufgefallen war, gilt für weite Teile der asiatischen Kultur, wo ein heller und glatter Porzellan-Teint das Schönheitsideal definiert. Mit dem Ziel, die Haut möglichst blass zu halten, wird daher auch im Sommer die Sonne gemieden, werden Sonnencremes mit starkem Lichtschutzfaktor benutzt und die von mir im Supermarkt gesichteten, bleichenden Cremes verwendet. Jedenfalls ist der Versuch, die Hautalterung zu verzögern und unvergängliche Schönheit zu erreichen, schon Jahrhunderte alt. Egal ob blass, weiß oder braun – ein gleichmäßiges, weiches und strahlendes Hautbild war schon immer von großer

Bedeutung. Bereits vor 500 Jahren war eine strahlend weiße Haut das oberste Ziel, weshalb Frauen sich in der Renaissance mit Bleiweiß aus Quecksilber oder Arsen schminkten, obwohl die verheerenden gesundheitlichen Folgen (Tod durch Vergiftung) durchaus bekannt waren. Heute gehört der Gang ins Solarium zu den populärsten Methoden, um dem aktuellen Schönheitsideal eines gleichmäßig braunen Teints näher zu kommen. Nur oftmals mit gefährlichen Nebenwirkungen, denn gesunde Bräune gibt es leider nicht. Egal ob natürliche oder künstliche Strahlung, von der Sonne oder aus dem Solarium: Die UV-Strahlung beschleunigt immer die Hautalterung, begünstigt die Entstehung von Falten und erhöht das Risiko für Hautkrebs. Braune Haut ist eine Schutzfunktion des Körpers und kein Wohlstandssymbol. Tatsächlich wurde das Krebsrisiko der künstlichen Bestrahlung lange Zeit unterschätzt, bis Studien zeigten, dass die *regelmäßige Nutzung von Solarien das Risiko für Hautkrebs verdoppelt*! Deshalb gelten Solarien seit 2009 als ebenso krebserregend wie Zigaretten oder Asbest und zählen damit zu den am stärksten auslösenden Faktoren für Hautkrebs.

Der Solarium-Check für Unbelehrbare[13]

- Gehen Sie in professionelle Sonnenstudios und nicht an Münzautomaten.
- Pro Jahr sollten Sie nicht mehr als 50 Sonnenbäder (Solarium + Sonne) nehmen.
- Als Hauttyp I oder II sollten Sie überhaupt nicht in ein Solarium gehen.
- Per Gesetz ist der Besuch im Solarium erst ab 18 Jahren erlaubt.

- Sie sollten ungefragt eine Schutzbrille bekommen.
- Das Personal berät Sie zu Ihrem Hauttyp, erkundigt sich nach Hautkrankheiten und Medikamenten.
- Benutzen Sie das Solarium nur ungeschminkt und ohne Sonnencreme.
- Benutzen Sie das Solarium nur mit einem persönlichen Bestrahlungsplan.
- Das Bräunungsgerät sollte den Bestrahlungswert von max. 0,3 Watt/m^2 nicht überschreiten.
- Das Bräunungsgerät sollte bei Überschreiten der maximalen Bestrahlungsdauer automatisch abschalten.
- Das Bräunungsgerät sollte einen Not-Abschaltknopf haben.

Mythen der Haut – Solarium

Wegen der fehlenden UV-B-Strahlung sind Solarien ungefährlich.

Es stimmt, die UV-B-Strahlen werden gefiltert. Trotzdem ist Ihre Haut den noch gefährlicheren UV-A-Strahlen ausgesetzt, welche tiefer in die Haut eindringen und daher ebenfalls Hautkrebs und vorzeitige Hautalterung hervorrufen können.

Im Winter kann ich fehlendes Sonnenlicht und einen niedrigen Vitamin-D-Spiegel im Solarium ausgleichen.

Für die körpereigene Produktion von Vitamin D genügen so geringe Menge Sonnenlicht, dass Sie diese ohne Probleme auch im Winter erhalten. Selbst bei bewölktem Himmel reichen 10 bis 15 Minuten Sonnenlicht auf Gesicht und Hände pro Tag völlig aus. Obendrein vermeiden Sie die Belastung durch krebserregende UV-Strahlung im Solarium.

Vor dem Urlaub ins Solarium zu gehen, senkt mein Sonnenbrandrisiko.
Nein, das sogenannte Vorbräunen erhöht den Eigenschutz der Haut nur minimal und bringt daher leider gar nichts.

Frühling, Sommer, Herbst und Winter – die perfekte Hautpflege für jede Jahreszeit

Frühling

Genau in dieser Jahreszeit häuft sich die Zahl der Patienten mit Hautproblemen deutlich. Nach einem langen Winter, eisig-windiger Kälte und fehlendem Sonnenlicht ist die Haut blass und ungeschützt. An die UV-Strahlung ist sie nicht mehr gewöhnt, weshalb der unbeschwerte Genuss der ersten Sonnenstrahlen oftmals unangenehme Folgen hat: Juckreiz, kleine Bläschen und Rötungen können die Reaktion Ihrer Haut auf die langersehnte Sonne sein. Auch wenn die Diagnose dann schnell Sonnenallergie lautet, ist Sonnenallergie nicht gleich Sonnenallergie. Denn abhängig von der Art und Stärke der Beschwerden können auch andere Auslöser in Frage kommen – zum Beispiel Medikamente wie Antibiotika oder unverträgliche Inhaltsstoffe Ihrer Sonnencreme. Daher muss man deutlich unterscheiden: Wenn allgemein von einer »Sonnenallergie« die Rede ist, handelt es sich um die sogenannte *Polymorphe Lichtdermatose*, die etwa 10 bis 20 Prozent der Mitteleuropäer betrifft. Aufgrund der verschiedenartigen (Ärzte nennen das gerne »polymorph«) Symptome wie zum Beispiel Juckreiz, Bläschen, Flecken oder Knötchen auf Armen, Dekolletee oder

Handrücken sollten Sie die exakte Diagnose Ihrem Hautarzt überlassen. Denn die Gefahr der Verwechselung mit anderen Formen der Sonnenallergie ist groß. Zur Auswahl stehen noch die berühmte Mallorca-Akne (hervorgerufen durch UV-Strahlung in Kombination mit unverträglichen Fetten und Emulgatoren in Sonnenschutzmitteln oder Kosmetika), fototoxische Reaktionen (Ursache ist erhöhte Lichtempfindlichkeit der Haut durch Medikamente oder Pflanzenstoffe) oder fotoallergische Reaktionen (ausgelöst durch UV-Strahlung in Kombination mit allergieauslösenden Substanzen in Medikamenten, Desinfektions- oder Sonnenschutzmitteln).

Egal um welchen Typ Sonnenallergie es sich handelt, als Sofortmaßnahme gilt immer: raus aus der Sonne und die betroffenen Hautstellen kühlen. In den meisten Fällen reduzieren sich die Beschwerden dadurch in den nächsten sieben Tagen spürbar. Klingen die Beschwerden nicht ab, ist es im Zuge der weiteren Behandlung absolut entscheidend, den Auslöser zu finden. Welche Kosmetikpodukte verwenden Sie? Welche Inhaltsstoffe hat Ihr Sonnenschutz? Nehmen Sie derzeit Medikamente ein, und wenn ja, welche? Dieser Detektivarbeit müssen Sie sich zusammen mit Ihrem Hautarzt stellen, um die Art der Sonnenallergie zu identifizieren und eine geeignete Therapie zu beginnen.

Frischekur für blasse Winterhaut

- **Mechanische Peelings** befreien die Haut von überschüssigen, abgestorbenen Hautzellen.

- Das Beste, was Sie im Frühjahr für Ihre Haut tun können, ist eine **schrittweise Gewöhnung** an die Sonne.
- Für die ersten Sonnenstrahlen mit **Lichtschutzfaktor 20** einsteigen.

Sommer

Endlich Sommerurlaub! Baden im Meer, wandern in den Bergen, flanieren in Paris. Wenn Hitze, Sonne und trockene Luft uns zusetzen, ist unsere Haut natürlich immer mit betroffen. Daher lauten die zwei wichtigsten Maßnahmen für eine gesunde Haut im Sommer:

1. **Feuchtigkeit**, denn anders als im Winter braucht die Haut jetzt kein Fett, sondern Feuchtigkeit wie zum Beispiel Urea (Harnstoff), Glycerin, Panthenol oder Hyaluronsäure.
2. **Sonnenschutz** bedeutet UV-Schutz.

So genießen Sie den Sommer richtig

Während Sie in der Sonne entspannen, hat Ihre Haut richtig Stress. Unterschätzen Sie die UV-Strahlung nicht. Beim Urlaub am Mittelmeer bekommen Sie eine 20-mal höhere Dosis UV-Strahlung ab, genauso steigt beim Wandern oder Skifahren in den Bergen die UV-Belastung pro 1000 Höhenmetern um 20 Prozent.

- Gewöhnen Sie Ihre Haut vorsichtig an die UV-Strahlung: Gehen Sie in den ersten drei Tagen nur für maximal 20 Minuten in die pralle Sonne.
- Mittagszeit ist Schattenzeit. Gehen Sie zwischen 11 und 15 Uhr nicht in die Sonne.

- Schützen Sie Ihre Haut ab der ersten Sonnenminute! Nutzen Sie dafür Sonnenschutzmittel, die gleichzeitig gegen UV-B- und UV-A-Strahlung schützen.
- Cremen Sie die Sonnenterrassen (Schultern, Nacken, Fußrücken, Ohren) besonders gut ein.
- Sonnenschutzmittel dick auftragen. Laut Studien wird nur etwa ein Viertel der empfohlenen Menge aufgetragen, wodurch der Schutzfaktor um 90 Prozent (!) sinkt. Wenn Sie die empfohlenen zwei Milligramm pro Quadratzentimeter Haut auftragen wollen, reichen 300 Milliliter Sonnencreme für etwa eine Urlaubswoche – pro Person!
- Benutzen Sie keine Sonnenschutzmittel aus dem letzten Sommer. Auch wenn die angebrochene Tube halbvoll im Regal überwintert hat, ist der Sonnenschutz nur etwa ein halbes Jahr haltbar.

Wie immer in der Medizin macht auch beim Thema Sonnenbad die Dosis das Gift. Sich der Sonne komplett zu entziehen ist nämlich auch keine Lösung, denn etwas Sonne ist gesund: Schon 10 bis 15 Minuten pro Tag mit unbedeckten Händen und Gesicht unter bewölktem Himmel zu gehen, regt zu jeder Jahreszeit die Vitaminproduktion und den Stoffwechsel an (zum Beispiel Vitamin D für gesunde Knochen). Es muss also gar nicht das tägliche Sonnenbad sein.

Richtig Trinken im Sommer

65 Prozent des menschlichen Körpers besteht aus Wasser. Unter normalen Umständen verliert der

Körper durch Atmen und Schwitzen über die Haut und den Darm etwa 2,5 Liter Wasser pro Tag. Über die Nahrung nehmen wir ungefähr 1 Liter Flüssigkeit auf. Das bedeutet, dass wir 1,5 Liter Flüssigkeit, über den Tag verteilt, wieder zu uns nehmen sollten. Deshalb:

- Viel trinken – unter normalen Temperaturen braucht der Körper mindestens 1,5 Liter Flüssigkeit, bei großer Hitze sind es aber schon mindestens 3 Liter.
- Regelmäßig trinken – der Körper kann Wasser nicht lange speichern. Durst bedeutet, dass der Körper bereits zu wenig Wasser hat.
- Viel wasserreiches Obst (Melonen, Gurke etc.) essen. So nehmen Sie nicht nur zusätzliche Flüssigkeit auf, sondern auch wertvolle Vitamine und Nährstoffe.
- Keine eiskalten Getränke – diese bringen den Körper erst so richtig ins Schwitzen.
- Keine alkoholischen Getränke – sie entziehen dem Körper Flüssigkeit und Mineralstoffe.

Herbst

Der langersehnte Jahresurlaub, unbeschwerte Sommerabende mit Freunden und viele andere schöne Erinnerungen der Sommermonate sind uns buchstäblich unter die Haut gegangen. Sonnenbrand, Hitze, Chlorwasser, Sonnencreme und Schweiß haben ihre Spuren hinterlassen. Während das Rezept für die richtige Hautpflege im Sommer Feuchtigkeit lautete, gilt es nun, Ihre Haut auf die Belastungen der Winterzeit optimal vorzubereiten.

Denn spätestens im Herbst bemerken wir, dass unsere

Haut wetterfühlig ist. Die Faustregel lautet dann: Während der Haut im Sommer eine Lotion genügt, braucht sie im Winter eine Creme. Für besonders trockene Hautstellen empfiehlt sich im Winter unter Umständen sogar eine noch fettreichere Salbe. Über das ganze Jahr betrachtet bedeutet das, dass Sie den Bedürfnissen Ihrer Haut nicht mit einer einzigen Creme gerecht werden können.

Winter

Die großen Temperaturunterschiede zwischen frostiger Außenluft und überheizten Innenräumen bedeuten für unsere Haut puren Stress. Spannungsgefühle, Juckreiz, Schuppenbildung, Irritationen und Ekzeme können die Folge sein. Dass die Haut auf die Belastungen der Winterzeit so gereizt reagiert, hat mehrere Gründe. Zum einen halten wir uns im Winter fast ausschließlich in geheizten Räumen auf. Die trockene Luft fördert die Austrocknung der Hautoberfläche und macht diese zunehmend spröde und rissig. Zum anderen sorgt die winterliche Kälte für eine geringere Durchblutung der Haut, wodurch die Neubildung und Regeneration der obersten Hautschicht verlangsamt wird und die Aktivität der Talgdrüsen deutlich sinkt. So verliert der körpereigene Fettfilm bei winterlichen Temperaturen seine natürliche Schutzfunktion. Aber trotz der stärkeren Beanspruchung der Haut ist eine reine Fettcreme im Winter nur in den seltensten Fällen notwendig. Wenn Sie nicht den ganzen Tag draußen sind oder Ihr Büro auf tropische Temperaturen heizen, genügt eine reichhaltige Feuchtigkeitscreme.

Besonders anstrengend wird es für Ihre Haut im Winter aber vor allem rund um die Feiertage. Beim Adventssingen heißt es zwar »Weihnachtszeit – schönste Zeit«, aber viele

Menschen verbinden gerade die Vorweihnachtszeit einfach nur mit Stress: Geschenke besorgen in überfüllten Kaufhäusern, ausschweifende Weihnachtsfeiern mit den Kollegen, Plätzchen backen mit den Kindern und Glühwein trinken mit Freunden. Zum Ende eines jeden Jahres kommt alles auf einmal und wie immer zu viel. Alkohol und Zucker, Zeitdruck und Anspannung – diese vorweihnachtliche Mischung geht auch an der Haut nicht spurlos vorbei. Kleine Pickel, Mitesser, Rötungen und trockene Stellen sind jetzt keine Seltenheit.

Wintertipps für Ihre Haut

- Reduzieren Sie den Alkoholgenuss und verzichten Sie auf Nikotin.
- Greifen Sie lieber zu Obst und Gemüse statt zu Lebkuchen und Zimtsternen.
- Verzichten Sie auf Peelings.
- Gehen Sie raus! Spaziergänge und Sport an der frischen Luft.
- Trockene Räume häufiger für kurze Zeit lüften (Fenster öffnen, nicht nur ankippen).
- Sorgen Sie für feuchte Raumluft (Wasserschale auf die Heizung stellen).
- Entspannen Sie: Kurze, aber regelmäßige Ruhephasen senken den Stress-Level.

Die richtige Pflege für jeden Hauttyp – Ihr persönliches Hautpflegeprogramm

Helena Rubinstein eröffnete im Jahr 1912 in Paris den weltweit ersten Schönheitssalon. Seit dieser Zeit ist viel passiert, aber eine strahlend gesunde Haut ist immer noch das sichtbarste Zeichen von Schönheit. Heute leben wir in einem Land, in dem die berühmteste Bloggerin im Internet über Kosmetik schreibt. Unter dem Spitznamen »Bibi« betreibt Deutschlands erfolgreichste Bloggerin, die 23-jährige Bianca Heinicke, einen YouTube-Kanal mit knapp zwei Millionen Abonnenten. Angefangen hat alles im Jahr 2012 mit einer Videoanleitung für eine Flechtfrisur. Danach folgten Tipps und Tricks rund um Kosmetik, Mode und Make-up. Mit Bestimmtheit können wir also sagen: Vor dem Internetzeitalter, mittendrin und höchstwahrscheinlich auch danach, ist und bleibt das äußerliche Erscheinungsbild das wichtigste Aushängeschild für unsere Mitmenschen. Als Spiegel des Körpers und der Seele gilt die Haut als Markenzeichen und Statussymbol. Eine schöne Haut und ein gepflegtes Äußeres signalisieren unsere Lebensweise und Gesundheit. Sie gehören zum eigenen Wohlbefinden dazu. Wer einen rötlichen, pickligen oder sogar schuppigen Hautausschlag hat, geht nicht gerne auf Partys oder ins Freibad. Die fragenden Blicke von Freunden, Kollegen und Mitmenschen machen Hautprobleme deshalb zu den unangenehmsten gesundheitlichen Beschwerden. Nur leider ist mit unserer Haut immer irgendetwas nicht in Ordnung, sie ist nicht ganz so perfekt, wie wir es gerne hätten. Denn die Haut ist ein wahres Sensibelchen. Es schätzt die Zuwendung (wenn auch nicht zu viel), mag keine Experimente, benötigt zur Erholung ausreichend Ruhe und fühlt sich ständig von irgendeinem Wehwehchen geplagt. Deshalb ist normale Haut unter den fünf Hauttypen die Ausnahme.

Hauttyp	Merkmale	Typisch bei
normale Haut	• feinporige Haut • rosig-frischer Teint • keine Irritationen, nicht zu trocken – nicht zu fettig	jüngeren Frauen
fettige Haut	• weite, tiefe Poren • glänzend-fettiger Teint • stärker ausgeprägtes Hautrelief • sichtbare Unreinheiten • häufig Mitesser und Pickel • kaum Falten oder Linien	Jugendlichen
trockene (fettarme) Haut	• feine, enge Poren • dünne, empfindliche Haut • kaum Unreinheiten • matter Teint • Schuppung, Risse, Rötungen • durchschimmernde Äderchen	älteren Menschen Allergikern Diabetikern

empfindliche Haut	• feinporige Haut • erhöhte Sensibilität • neigt zu Trockenheit • Spannungsgefühl, Rötungen und Juckreiz	Frauen im mittleren Alter
Mischhaut	• Kombination zwei extremer Hauttypen z. B. T-Zone (Stirn, Nase, Kinn) unrein und fettig, aber sonst sehr trockene Haut	

Es gibt fünf Hauttypen: normale, fettige, trockene, empfindliche Haut und Mischhaut. Grundsätzlich gilt, dass **alle Hauttypen Feuchtigkeit brauchen.** Ebenso gilt für die Pflege aller Hauttypen: **so gründlich wie nötig, so sanft wie möglich.** Übertreiben Sie es mit der Hautpflege nicht. Um Ihre Hautpflege möglichst gut auf Ihren Hauttyp abzustimmen, empfiehlt es sich, Ihre Hauteigenschaften durch eine professionelle Hautanalyse genau bestimmen zu lassen. Dabei wird die Haut zunächst gründlich gereinigt. Anschließend wird gemessen, wie viel Feuchtigkeit die Haut speichern kann, wie dick die Haut ist und wie hoch jeweils der Vitamin-A- und Vitamin-E-Spiegel im Blut ist.
Bei der Hautanalyse ist trockene Haut das häufigste Ergebnis. Als häufigster Hauttyp ist trockene Haut eher feinporig, spannt schnell, wirkt rau und spröde, juckt häufig und neigt zu Rötungen und frühzeitiger Fältchenbildung.

Obwohl der Hauttyp grundsätzlich genetisch festgelegt ist und sich in Ihrer Familie sicher wiederfinden lässt, spielen eine ganze Reihe weiterer Faktoren eine Rolle.

So wird Ihr Hauttyp bestimmt

1) *Hautspateltest*: Hautspatel flach auf Stirn, Wange und Kinn drücken, wodurch der unterschiedlich stark abgebildete Fettfilm Rückschlüsse über den Hauttyp erlaubt.

2) *Fingertest*: Die Haut wird an der unteren Gesichtskante zwischen Zeigefinger und Daumen gerollt, um die Hautdicke festzustellen.

3) *Porenblick*: Durch genaues Begutachten kann die Porigkeit der Haut festgestellt werden.

Ein ungesunder Lebensstil, hormonelle Veränderungen, Flüssigkeitsmangel und Erkrankungen wie zum Beispiel Schuppenflechte oder Neurodermitis beeinflussen den Zustand Ihrer Haut ganz erheblich und können die Ursache trockener Haut sein. Der mit Abstand bedeutendste Einfluss geht aber vom Alter selbst aus. Denn mit zunehmendem Alter sinkt die Fähigkeit Ihrer Haut, Wasser zu speichern und Lipide, also die wichtigen Fette, zu produzieren.

Wenn Sie sich unsicher sind, ob Sie trockene Haut haben oder nicht, achten Sie bei Ihrem nächsten Urlaubsflug einmal auf Ihre Haut. Weil die Klimatisierung im Flugzeug für eine ähnlich niedrige Luftfeuchtigkeit sorgt wie in der Wüste, trocknet Ihre Haut beim Interkontinentalflug besonders stark aus und braucht nach dem Flug umso mehr Feuchtigkeit. Der Grund für die geringe Luftfeuchtigkeit im Flugzeug ist übrigens ganz einfach und dennoch erschreckend. Feuchtigkeit ist für die verbauten Flugzeugmaterialien schlecht, denn Feuchtigkeit verursacht Rost. Und was man schon am eigenen Fahrrad nicht mag, wird bei einem Airbus oder einer Boeing so richtig teuer. Was machen also die Fluggesellschaften? Sie schonen ihre Flieger, indem die Feuchtigkeit gering gehalten wird. Nur ist das leider schlecht für die Schleimhäute in der Nase, für die Atemwege und für unsere Haut. Moderne Flugzeuge sind daher inzwischen so gebaut, dass sie eine höhere Luftfeuchtigkeit im Innenraum zulassen, so dass die wertvolle Fracht, also wir Fluggäste, nicht mehr ganz so stark austrocknet.

Was tun bei trockener Haut?

- beheizte Räume alle 2 Stunden für 5 Minuten lüften
- Schalen mit Wasser auf den Heizkörpern verteilen
- regelmäßige Bewegung an der frischen Luft
- auch im Winter nicht ohne Sonnenschutzmittel in die Sonne gehen
- heiße Schaumbäder vermeiden

Etwa jeder Zweite klagt über empfindliche Haut und deren typische Symptome. Zu den typischen Beschwerden gehören Juckreiz, Rötungen, schuppende Haut oder ein allgemeines Spannungsgefühl. Besonders im Gesicht und an den Händen kann die Haut empfindlich reagieren, wenn sie falsch gepflegt wird, zu viel Sonne abbekommt oder im Winter der eisigen Kälte und trockener Heizungsluft trotzen muss. Gehen Sie im Winter doch einmal in eine Kantine oder Mensa einer Universität, in der sich ja vornehmlich junge

Menschen mit frischer, strahlender Haut aufhalten. Sie werden sehen, dass die trockene kalte Winterluft auch vor den »Küken« keinen Halt macht. Trockene Hände, Ausschlag im Gesicht und Schuppen auf dem Wollpulli sind dann auch für einen Hautarzt in der Mittagspause ein durchaus vertrauter Anblick. Neben der Winterzeit können natürlich auch Stress im Alltag, übermäßiger Kaffee- und Alkoholgenuss, Allergien und Hauterkrankungen für die Hautveränderungen verantwortlich sein. Denn empfindliche und trockene Haut sind unmittelbar miteinander verbunden. In beiden Fällen führt der erhöhte Wasserverlust der Haut zu einer Veränderung im pH-Wert und einer dünneren Oberhaut, so dass die Haut insgesamt angreifbarer wird. Deshalb ist die richtige Hautpflege bei empfindlicher Haut ganz besonders wichtig. Vermeiden Sie daher möglichst komplett in Ihren Kosmetikprodukten jegliche Duft-, Farb- und Konservierungsstoffe.

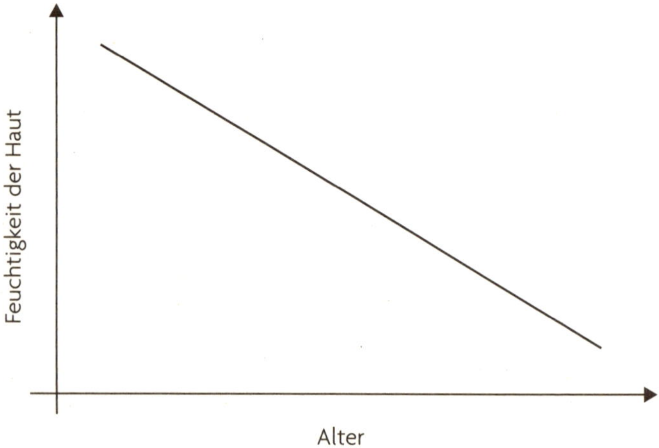

Mit zunehmendem Alter verliert die Haut an Feuchtigkeit.

Achten Sie beim Kauf von Kosmetikprodukten auf Hinweise wie »ohne Konservierungsstoffe« oder »frei von Duft- und Farbstoffen«. Generell gilt bei Kosmetika der Grundsatz: Je weniger Zusatzstoffe, desto besser.

Das heißt: Prüfen Sie die Inhaltsstoffe aller Kosmetikprodukte, die Sie nutzen, und verzichten Sie auf ungünstige Inhaltsstoffe wie Emulgatoren, Vitamin C, Fruchtsäuren, Öle, Parfüm und jegliche Duft-, Farb- und Konservierungsstoffe. Nitrosamine und Formaldehyd gelten zum Beispiel als potentiell krebserregend, Silikone und Paraffine als entzündungsfördernd und Triclosan als allergieauslösend. Um den unterschiedlichen Ansprüchen gerecht zu werden, nutzen Sie bei empfindlicher Haut eine feuchtigkeitsspendende Tagescreme und eine reichhaltige Nachtcreme. Und vor allem wechseln Sie Ihre Pflegeprodukte nicht zu häufig. Wenn Sie eine Creme gefunden haben, die Sie gut vertragen, dann bleiben Sie dabei. Die Haut ist nämlich ein Gewohnheitstier.

So pflegt Mann seine Haut

Grundsätzlich bildet die Haut zwar auch bei Männern im Alter immer weniger Kollagen und verliert an Feuchtigkeit. Aber weil Männerhaut dicker und stabiler ist, entstehen Falten oft später als bei Frauen. Trotzdem brauchen Dickhäuter eine entsprechend abgestimmte Pflege, weil die robustere Haut mehr Talgdrüsen besitzt, daher fettiger ist und eher zu Unreinheiten neigt. Das lässt sich schon in der Pubertät beobachten, wenn Jungen viel stärker unter eitrigen Pusteln und Akne leiden als Mädchen. Deshalb genügt Männern in der Regel eine Feuchtigkeitscreme. Nicht mehr und nicht weniger. Nur im Winter, bei trockener Heizungsluft und eisigem Wind, kann eine etwas fettigere Creme gegen trockene oder spröde Gesichtshaut helfen.

Besonders häufig haben **Allergiker** mit empfindlicher bzw. sensibler Haut zu tun. Abhängig von der Art ihrer Allergie, können die Hautreaktionen jeweils ganz unterschiedlich ausfallen. Wer beispielsweise schon einmal Latexhandschuhe getragen hat und sich danach über rote oder brennende Hände wunderte, hat es wahrscheinlich mit einer sogenannten Kontaktallergie zu tun. Diese kann auch durch den Hautkontakt mit verschiedenen Metallen (Nickel, Gold oder Silber), Reinigungs- und Waschmittel oder Aromastoffen ausgelöst werden. Andere Allergietypen reagieren wiederum auf Sonnenstrahlen, Sonnencreme (»Mallorca-Akne«), bestimme Arzneimittel, Insektenstiche oder Nahrungsmittel wie Nüsse, Äpfel oder Tomaten. Abhängig vom Auslöser treten die Symptome der allergischen Reaktion entweder direkt danach oder bis zu zwei Tage später auf. Die mit Abstand häufigste Hautallergie ist aber die Kontaktallergie. Weil sich Beschwerden wie Rötung, Juckreiz oder Schwellung mitunter erst nach zwei bis drei Tagen zeigen, spricht man auch von einer Spät-Allergie.

Augen auf beim Kosmetikkauf

- Wenn Ihre Haut zu allergischen Reaktionen neigt, achten Sie bei der Wahl Ihrer Pflegeprodukte auf folgende Hinweise:

- »Frei von Konservierungsstoffen«
- »Dermatologisch getestet«
- »Für allergiegefährdete Haut geeignet«

Gute Creme	**Schlechte Creme**
• frei von Konservierungsstoffen	• enthält Konservierungsstoffe
• enthält möglichst wenige Inhaltsstoffe	• enthält Farb- und Duftstoffe
• von Dermatologen empfohlen/getestet	

Bei chronischen Hauterkrankungen sollten Sie Ihre Haut immer pflegen, also eincremen. Fettreiche Cremes können zum Beispiel bei Schuppenflechte helfen, die verdickten Hautstellen weich zu machen und Hautschuppen abzustoßen. Leichtere Lotions oder Cremes sind bei Ekzemen sinnvoll, um die Hautporen nicht durch zu viel Fett zu verschließen und die Entzündung so zu verschlimmern. Viele denken, dass sie ihrer Haut mit einer besonders fettigen Creme etwas Gutes tun. Trotz bester Absichten erreichen sie damit leider oftmals das Gegenteil. Die Faustregel lautet: **Fettige Haut braucht Feuchtigkeit, trockene Haut braucht Fett.** Bei Fragen oder Unsicherheiten sollten Sie einmal in aller Ruhe mit einem Hautarzt sprechen, auch wenn es ein wenig dauern kann, bis Sie einen Termin bekommen. Bevor Sie viel Geld für verschiedene Produkte ausgeben und nach Wochen und Monaten des Ausprobierens komplett frustriert aufgeben, hilft der Blick und Rat vom Experten. Er wird Ihnen sofort die richtigen, auf Ihren Hauttyp abgestimmten Produkte und Methoden empfehlen.

Grundsätzlich besteht eine Creme aus Wasser und Öl. Abhängig vom Verhältnis zwischen diesen zwei Hauptzutaten ist eine Creme mit höherem Wasseranteil leichter und mit höherem Ölanteil eher fetter. Bei normaler Haut benötigen Sie keine besondere Pflege. Es empfiehlt sich am Tag eine Feuchtigkeitscreme zu nutzen und für die Nacht eine etwas reichhaltigere Creme mit höherem Fettanteil. Bei Hautproblemen wie Schuppenflechte, Neurodermitis oder Ekzemen achten Sie auf den Zustand Ihrer Haut und wählen Sie davon abhängig die passende Pflege. Zum besseren Überblick finden Sie hier noch einmal die wichtigsten Pflegetipps für Ihren persönlichen Hauttyp:

Hauttyp	Pflegetipps
normale Haut	• pH-neutrale Duschgels und Seifen verwenden • gelegentliches Eincremen ist in Ordnung, aber kein Muss
fettige Haut	• täglich mit milder Reinigungsmilch reinigen • wöchentliches Peeling auf schonender Enzymbasis • Gesicht 2-mal täglich mit warmem Wasser und einem sanften Gesichtsreiniger waschen
trockene Haut	• Pflegeprodukte ohne Alkohol, stattdessen Produkte mit rückfettenden Inhaltsstoffen verwenden • Gesicht mit warmem Wasser waschen und trockentupfen, nicht -rubbeln

	• alkoholfreie Kosmetika verwenden • rückfettende, reichhaltige Feuchtigkeitscreme verwenden
empfindliche Haut	• duftneutrale, allergiegeeignete Pflegeprodukte mit hautberuhigenden Inhaltsstoffen (Aloe vera, Lavendel, Kamille etc.)
Mischhaut	• zwei verschiedene Pflegeprodukte für die fettige T-Zone und die trockenen Wangen

Weil jeder Mensch andere Problemzonen hat, ist der genaue Blick entscheidend. Wo sind welche Falten, Flecken und Einkerbungen? Denn jede Hautpflege muss immer auf das individuelle Hautproblem abgestimmt sein. Dabei können Ihnen die Fragen des folgedne Hautpflegechecks behilflich sein …

Ihr Hautpflegecheck

Wie sieht Ihre Haut aus?

- glatt und rosig, mit feinen Poren
- stumpf und spröde, die Haut spannt, vor allem an den Wangen und um die Augen, sie schuppt und juckt
- sehr trocken mit kleinen Rissen
- großporig, glänzend, die Haut ist unrein und hat oft Mitesser

Gibt es in Ihrem Gesicht unterschiedliche Hautzonen – hier trocken, da glänzend?

- Nein, die Haut ist überall gleich.
- Ja, sie ist um die Augen herum und an den Wangen trocken, während Nase, Stirn und Kinn glänzen.

Hat ein Hautarzt bei Ihnen eine der folgenden Krankheiten festgestellt?

- Ekzem
- Handekzem
- Neurodermitis
- Mundrose (Periorale Dermatitis)
- Schuppenflechte
- Kupferrose (Rosacea)

- Akne
- keine der genannten Hautkrankheiten

Sind Sie ...

- eine Frau?
- ein Mann?

Wie alt sind Sie?

- jünger als 40
- älter als 40

Sind Sie in den Wechseljahren?

- ja
- nein

Mythen der Haut – Hautpflege

Pickel ausdrücken hält die Haut rein.

Egal wie geübt Sie im Ausdrücken von Pickeln sind, machen Sie es nicht! Sie drücken Eiter, Talg und Bakterien nur noch tiefer in die Haut und riskieren damit Entzündungen. So machen Sie den Pickel erst richtig wild. Am besten gar nicht anfassen und einfach abtrocknen lassen ...

Das Arschgeweih muss weg – Tattoos, Piercings und andere hautechte Sünden

Unter den 15- bis 29-Jährigen trägt inzwischen jeder vierte Jugendliche ein Tattoo. Insgesamt sind zehn Prozent der Bundesbürger Tattoo-Träger. Auch wenn viele von einer Tattoo-Welle sprechen, ist gefärbte Haut keine ganz neue Modeerscheinung. Tätowierungen gab es zu allen Zeiten und in allen Kulturen. Sogar die konservierte Gletscherleiche »Ötzi« zieren über 50 Tattoos an Fußknöchel, Kniekehle und Rücken. Das Wort »tatau« stammt vom Südsee-Volk der Polynesier und steht für »Zeichen« oder »kunstgerechtes Hämmern«. Von den Seefahrern ausgehend, entwickelte sich ab 1800 ein regelrechter Tätowier-Boom, der bis zum Ersten Weltkrieg anhielt. Vielleicht haben Sie jetzt auch den Seefahrer Queequeg aus dem berühmten Roman *Moby Dick* vor Augen. Am ganzen Körper war der Schiffszimmermann aus Polynesien geradezu übersät mit Tattoos: familiäre Zugehörigkeit, sozialer Status, politische und religiöse Zugehörigkeit, Boote, Instrumente und Gerätschaften, kurzum, der gesamte persönliche Besitz waren eingeritzt. Bei den Polynesiern wurde einfach alles unter die Haut tätowiert – und zwar lebenslang. Der Tätowierer sticht pro Quadratzentimeter Haut mit der Tätowier-Nadel zwei Milligramm Farbstoff in die mittlere Hautschicht. Hier können die Farbpigmente nicht mehr vom Körper abgebaut werden. Damit bleibt die Tätowierung ein Leben lang sichtbar. Aufsehenerregende Fälle wie die Laserbehandlung einer bekannten Schauspielerin, die sich den Namen ihres Partners zwischen die Beine tätowieren ließ, machen deutlich, dass ein Tattoo in der Regel länger hält als die meisten anderen Entscheidungen in unserem Leben.

Tatsächlich haben die meisten Patienten, die sich zu einer Tattoo-Entfernung entschließen, eine regelrechte Tattoo-Karriere hinter sich. In der ersten Phase verzieren zunächst kleine Symbole, Zeichnungen oder Ornamente zart-scheu das Schulterblatt, den Oberarm oder Knöchel. In Phase zwei der Tattoo-Karriere schließen sich großflächige, phantasievolle Motive an, die Arme und Beine bedecken oder aus dem Kragen wachsen. In der letzten Phase wird der Körper zum Gesamtkunstwerk erklärt. Es werden weder Geld, Zeit noch Schmerzen gescheut, um mit Hilfe von Ganzkörper-Tattoos ein lebendiges Kunstwerk zu schaffen.

Für viele endet die Tattoo-Karriere aber schon nach wenigen Jahren. Meistens ist das der Fall, wenn das modische Mindesthaltbarkeitsdatum des gewählten Motivs abgelaufen ist und nicht mehr passend erscheint. Das Tattoo meiner Patientin Julia war genau solch ein langersehnter Mädchentraum. Sie kam in die Sprechstunde, um sich ihr Tattoo entfernen zu lassen. Nachdem Julia die Auswahl und Entstehung ihres Tattoos ausführlich beschrieben hatte, zog sie ihren linken Arm aus dem Shirt und legte ihr Schulterblatt frei. Dort tauchte ein Delphin aus den Meereswellen auf, um der tiefstehenden Abendsonne entgegenzuspringen. Mit

19 Jahren ein Traummotiv, mit Anfang 30 nur noch peinlich. So gehört Julia zu den rund 10 Prozent der bundesweit schätzungsweise sechs bis acht Millionen Tattoo-Träger, die ihre Verzierungen gerne wieder spurlos entfernen möchten. Unzählige Delphine, Einhörner, Schmetterlinge und Jugendliebe-Vornamen scheinen sich selbst überdauert zu haben. Jetzt sollen sie einfach nur noch verschwinden. Tatsächlich boomt der Markt für Tattoo-Entfernungen und bietet die verschiedensten Verfahren an: Abschleifen, Lasern, Transplantieren oder mit Milchsäure verätzen. Ganz hartgesottene Tattoo-Träger lassen sich auch gerne ein noch größeres und dunkleres Tattoo über das alte tätowieren. Bei diesem Steigerungsspiel kann die Haut allerdings nur verlieren, weil das neue Tattoo immer noch größer und dunkler sein muss. Am Ende heißt es dann: »Da kann ich dich jetzt auch nur noch schwarz anmalen.«

Die vergleichsweise erfolgreichste Methode zur Tattoo-Entfernung ist das Lasern. Mit ultrakurzen Energiewellen werden die Farbpigmente des Tattoos zertrümmert und somit für die Haut recycelbar. Der Erfolg der schonenden und fast schmerzfreien Laserbehandlung lässt sich an der enormen Nachfrage ablesen. Termine in entsprechend spezialisierten Laserzentren sind über Monate ausgebucht. Die vielversprechenden Umsatzaussichten locken natürlich viele Anbieter auf den Markt der Tattoo-Entfernung. Neben Kosmetikstudios bieten inzwischen regelrechte Ketten, wie zum Beispiel »tattoolos« in Berlin, Flensburg oder München, ihre Dienste an. Weil Laser aber nicht gleich Laser ist, empfiehlt es sich, die Tattoo-Entfernung bei einem medizinischen Fachmann durchführen zu lassen. Nicht nur, weil die Behandlung fachlich anspruchsvoll ist und mehrere Sitzungen erfordert, sondern auch, weil der eingesetzte Laser ein aktuelles und korrekt gewartetes Gerät sein sollte. Während beispielsweise in Dänemark schon heute nur Ärzte lasern dürfen, bewegt sich das Verfahren in Deutschland noch immer in der rechtlichen Grauzone der »kosmetischen Geräte«.

Mythen der Haut – Tattoos

Tattoo-Nadeln werden wiederverwendet.
Falsch, jede Nadel wird nur ein Mal benutzt, ist einzeln verpackt und dadurch steril.

Mit Tattoo kann ich nicht mehr zum Röntgen oder zur Magnet-Resonanz-Tomographie (MRT).
Falsch, Tattoos werden durch radiologische Untersuchungen nicht zerstört, auch wenn es zu einer kurzfristigen Rötung oder Schwellung der Haut kommen kann.

Ein Tattoo bleibt lebenslang erhalten.
Irgendwie schon, nur dass das Tattoo mit den Jahren verblasst, seine Konturen verschwimmen und die Farbe sich verändert. Es bleibt also erhalten, die Frage ist nur, in welcher Form …

Bio-Tattoos verschwinden nach einigen Jahren wieder.
Nur wenn sie wirklich gut gemacht sind. Wird die Farbe zu tief in die Haut gestochen, dann bleibt sie auch dort. Also Bio-Tattoos besser von richtigen Profis stechen lassen.

Als vermeintliche Alternative zu den lebenslangen Verzierungen liegen neuerdings Bio-Tattoos voll im Trend. Diese werden nur in die oberste Hautschicht gestochen und sollen durch den Prozess der Hauterneuerung nach einiger Zeit automatisch verschwinden. Klingt erst einmal logisch. Aber es ist zum einen selbst für geübte Tätowierer fast unmöglich, immer genau in die 0,2 Millimeter dünne Oberschicht der Haut zu treffen (wird tiefer gestochen, bleiben die Farbpigmente für immer erhalten), und zum anderen wird jede Hautzelle der Oberhaut (und damit jedes Bio-Tattoo) innerhalb von vier Wochen ersetzt. Mit den halb verwaschenen und teilweise ausgeblichenen Tattoos hat der Laser zwar nicht mehr so viel zu tun, aber wirklich schön ist es am Ende auch nicht.

Ein Mal ist kein Mal – Patientenstory

Beim Thema Tattoos muss ich immer an einen jungen Patienten denken, der eines Sonntagvormittags in die Notaufnahme kam, weil ihn eine »ungewöhnliche Hautveränderung« plagte. Der junge Mann war Student im ersten Semester und hatte Samstagnacht auf einer Einweihungsparty verbracht. Im Dienste des interkulturellen Austauschs ging es dabei offensichtlich mit vollem Körpereinsatz zugange. Ohne viele Worte zog er sein T-Shirt aus und zeigte mir seinen Rücken. Auf dem war zwar irgendwie ein Tiger zu erkennen, der seinen Betrachter bestimmt auch mal ganz grimmig anstarren sollte, aber für mich waren auf der rötlich-blau verfärbten, dick geschwollenen Haut eben nur noch grobe Umrisse erkennbar. Auf meine Nachfrage zum genauen Tathergang (schließlich kann sich niemand selbst einen Tiger auf den Rücken malen) gab der Patient die Umstände seiner Beschwerden nur bruchstückhaft preis. Um ihm wirklich helfen zu können, erklärte ich ihm, müsse er mir schon genau sagen, was da passiert sei. Schließlich berichtete er von irgendeiner Kommilitonin, ihrer »total verrückten« Indienreise und bunten Henna-Tattoos als Partygag. Glücklicherweise halten diese Tattoos ja bekanntlich nicht für die Ewigkeit, auch wenn die gemalten Farben tief in die oberste Hautschicht eindringen können und so für mehrere Wochen sichtbar bleiben.

Nach der Behandlung der entzündeten Hautstellen vermerkte ich am Computer seine Patientendaten und stieß dabei auf einen alten Arztbrief. Zu meinem Erstaunen war der Patient bereits vor wenigen Monaten mit einer schweren allergischen Reaktion Gast in der Notaufnahme gewesen. Wieder Samstagnacht? Wieder nach einer Party? Das ließ mir natürlich keine Ruhe, und ich fragte direkt nach, was damals genau vorgefallen sei. Woher der allergische Schock kam, hätte man damals nicht so genau sagen können, erklärte mir der Patient etwas verlegen, schließlich habe er ja verschiedenste Sachen gegessen und getrunken, und – ach ja! – Henna-Tattoos wurden auf dieser Party auch gemalt. Nach dieser Geschichte war alles klar. Weil eins und eins meistens zwei ergibt, riet ich dem Patienten, zeitnah einen ausführlichen Allergietest zu machen und den Kontakt zu attraktiven Kommilitoninnen in der Zwischenzeit auf anderen Wegen als über Henna-Tattoos aufzunehmen.

Meine Kollegen in der Radiologie kämpfen derweil mit ganz anderen Problemen der Tattoo-Epidemie. Denn einige Tattoo-Farben und auch die sogenannten permanenten Make-ups, bei denen zur Konturierung von Lidstrich, Lippe oder Augenbraue ebenfalls Farbpigmente gestochen werden (angeblich um morgens im Bad wertvolle Zeit zu sparen), enthalten metallische Stoffe und Eisen. Das kann dazu führen, dass die Bilder aus dem Körperinneren verwischt, überstrahlt und schlecht erkennbar werden. Viel schlimmer sind aber die erschreckenden Berichte, dass es zu Verbrennungen an der tätowierten Haut kommt. Der starke Magnet im MRT bringt die metallische Tattoo-Farbe regelrecht zum Kochen. Bei frisch gestochenen Tattoos (insbesondere bei der Farbe Rot) kann sich die Farbe durch den Magneten unter der Haut unter Umständen sogar verziehen. Auf einmal ist das Tattoo unscharf und verwischt, ohne dass man das nachträglich wieder korrigieren könnte. Über die verzogenen Elfengesichter und die vielfältigen Möglichkeiten neuer Buchstabenkombinationen möchte man gar nicht erst nachdenken.

Ähnlich problematisch sind Bohrlöcher in der Haut, auch Piercings genannt (engl. *to pierce*: durchstechen, durchbohren), um daran Ringe, Stäbe oder Ketten zu befestigen. Probleme mit dem großen Magneten des MRTs beziehen sich nicht nur auf metallhaltige Tattoo-Farben, sondern insbesondere auf ringförmige Piercings, die im MRT ebenfalls kochend heiß werden und zu Verbrennungen führen können. Deshalb hat jede gut ausgestattete Radiologie-Abteilung oder -Praxis auch eine kleine Werkzeugkiste zur Hand, um Piercings fachmännisch zu entfernen. Diese Eingriffe in die Privatsphäre führen bei einigen Patienten zwar immer wieder zu längeren Diskussionen in und vor der Umkleidekabine: »Wenn Sie das Piercing jetzt rausmachen, dann verschließt sich aber das Loch in der Haut!?!« Letzten Endes schlägt das medizinische Argument »Wollen wir jetzt einen Tumor in Ihrem Gehirn ausschließen oder einen Besuch im Piercing-Studio sparen?« immer die kosmetischen Bedenken.

Die meisten Piercings bekommt aber der Hautarzt zu sehen. Fast jedes vierte Piercing führt nämlich zu Entzündungen, allergischen Reaktionen oder unangenehmen Hautreaktionen. Von Sportverletzungen und Unfällen im Intimbereich einmal ganz zu schweigen. Gerade letztere Kategorie birgt das größte Risiko für Komplikationen. Durchstochene Brustwarzen, Schamlippen, Penise und Vorhäute – gerade an den Geschlechtsteilen scheint die Kreativität bei der Platzierung verschiedensten Körperschmucks grenzenlos zu sein. Das Thema »Branding«, also Narben eingebrannter Hautstellen als Körperschmuck zu verkaufen, würde ich an dieser Stelle gerne komplett auslassen. Warum Akne-Narben als Makel gelten, aber Brand-Narben als Körperschmuck dienen, geht mir einfach nicht in den Kopf. Wahrscheinlich liegt Schönheit tatsächlich immer im Sinne des Betrachters.

Anders als bei Brauereien gibt es für Tattoo-Studios leider noch kein verbindliches Reinheitsgebot. Weder werden die Tattoo-Farben auf Reinheit und Verträglichkeit getestet – obwohl diese bis zu 300 verschiedene, teilweise allergieauslösende Schwermetalle und krebserregende chemische Farbstoffe beinhalten –, noch gibt es zur Hygiene in den Tattoo-Studies rechtliche Vorgaben. Rund ums Händewaschen, Verwendung von sterilem Besteck und sauberer Wundversorgung gibt es nur Selbstverpflichtungen. Daher müssen Sie auf die wichtigsten Hygieneregeln selbst achten.

Egal ob Tattoo oder Piercing – gewusst wie

- Achten Sie auf *absolute* Sauberkeit.
- Lassen Sie sich über Risiken und mögliche Spätfolgen aufklären.
- Erfragen Sie Hinweise und Tipps für eine optimale Wundversorgung.
- Sprechen Sie über Allergien und gesundheitliche Beschwerden.
- Die Behandlung sollte in einem separaten Raum durchgeführt werden.
- Alle benutzten Geräte und Materialien müssen steril verpackt sein.
- Bei jeder Behandlung wird ein Paar neue Handschuhe angezogen.

Die wirklich gruseligen Dinge aber, die man sonst noch mit der menschlichen Haut anstellen kann, haben glücklicherweise nur in unserem Sprachschatz überlebt. Die Redewendungen »sich abschinden«, »Schindluder treiben« oder »die Haut über die Ohren ziehen«, haben den selben historischen Ursprung in der grausamsten und schmerzhaftesten Todesstrafe, die sich der Mensch je ausgedacht hat: die Haut bei lebendigem Leib abzuziehen. Auf Michelangelos berühmter Darstellung des Jüngsten Gerichts (er malte es von 1536–1541) in der Sixtinischen Kapelle in Rom trägt der heilige Bartholomäus seine eigene Haut über dem linken Arm. Warum? Weil Bartholomäus als Anhänger Jesu von seinen ungläubigen Feinden mit Knüppeln erschlagen und seine Haut noch bei lebendigem Leib abgezogen wurde. Aber auch in unserer Zeit löst der Anblick eines enthäuteten menschlichen Körpers immer noch eine gewisse Faszination aus. Vielleicht gehören Sie ja zu den staunenden Zeugen der millionenfach besuchten Ausstellung »Körperwelten«, bei der mit großem Aufwand menschliche Körper präpariert und konserviert wurden, um so einen »unverstellten« Blick auf das Innere freizugeben.

Dass wir im Strafvollzug heute keine Menschenhaut mehr abziehen und sich auch gegen die Verarbeitung von Krokodilhaut in der Modeindustrie inzwischen heftiger Protest regt, können wir als kulturellen Fortschritt verbuchen. Trotzdem hat die Redewendung »seine Haut zu Markte tragen« in unserem Sprachschatz überlebt und spielt noch heute auf die Verwendung menschlicher Haut als begehrte Handelsware zur Herstellung von Alltagsgegenständen an. Noch bis ins 19. Jahrhundert hinein wurde gegerbte Menschenhaut als widerstandsfähiges Material für Geldbörsen, Trageriemen, Trommelfelle (eine Menschenhauttrommel ist im Bayerischen Jagdmuseum in Ingolstadt zu besichtigen) oder Buchumschläge verarbeitet. So schlummern in den weltweiten Beständen zahlreicher Bibliotheken noch heute Bucheinbände aus Menschenhaut. Im Jahr 2014 wurde in der Bibliothek der Harvard Universität in Boston solch ein Gruselfund bestätigt. Passend zum Inhalt des Buches *»Des destinées de l'âme«* *(Das Schicksal der Seele)* hat der französische Autor und Arzt Arsène Houssaye für seine Überlegungen zur menschlichen Seele und dem Leben nach dem Tod die Haut einer verstorbenen Schlaganfall-Patientin als Einband verwendet.

Verrückt in Japan

Im Nachtprogramm laufen ja oftmals die interessantesten Sendungen. Reportagen, Reality-Shows und Dokumentationen gewähren Einblicke in menschliche Aktivitäten, von denen man sich eigentlich gar nicht vorstellen konnte, dass es sie überhaupt gibt. Nach dem Motto »Was möglich ist, wird auch gemacht« mutet die Kreativität des Menschen nahezu grenzenlos an. Absoluter Spitzenreiter scheinen dabei wohl die Japaner zu sein. Immer wieder ist in den verschiedensten Sendungen von irgendeinem »brandneuen Megatrend aus Japan« die Rede. Mit dem Skalpell aufwendig in die Haut geschnitzte Körperverzierungen, Stahlspitzen, die aus dem Kopf zu wachsen scheinen, und andere Formen des sogenannten Body-Morphing, also der künstlerischen Art und Weise, den eigenen Körper umzugestalten, sind aber längst von gestern. Der neue »Megatrend aus Japan« sind Bagel-Heads. Als ich das erste Mal davon gehört habe, ging mir genau dasselbe Fragezeichen über dem Kopf auf, wie jetzt wahrscheinlich Ihnen. Dass ein Bagel ein kreisrundes Gebäck mit Loch in der Mitte ist, habe ich ja schon mal gehört. Aber warum sollte man einen Bagel auf dem Kopf (engl. *head*) tragen?

Mein Interesse war geweckt, ich legte die Fernbedienung aus der Hand und wurde in den folgenden Minuten reich belohnt. Denn ich habe gelernt, dass man den Bagel nicht *auf* dem Kopf, sondern *im* Kopf trägt. Dazu ruft man seine besten Freunde an, organisiert eine Bagel-Head Party und bastelt sich einen IV-Baum, wie man ihn aus jedem Krankenhaus kennt. Das ist dieser Kleiderständer auf Rollen, den viele Patienten geduldig neben sich her über den Gang schieben und an dem die verschiedensten Beutel mit Kochsalzlösung und Medikamenten hängen. Nun zum genauen Ablauf: Der zukünftige Bagel-Head setzt sich auf einen Stuhl, wählt eine Person seines Vertrauens aus, die ihm von oben eine sterile Nadel hinter die Stirnhaut schiebt (»Was soll das denn werden, wenn es fertig ist?!«), und lässt sich anschließend einen Beutel Kochsalzlösung in den Kopf laufen. Keine Angst, die Nadel steckt dabei in der Stirn und nicht im Gehirn. Sie können sich ja mal selbst mit dem Zeigefinger auf die Mitte Ihrer Stirn drücken und dann eine kreisrunde Bewegung machen. Weil sich die Haut so leicht gegen den Schädel verschieben lässt, hat das Wasser genügend Platz, um dank der Schwerkraft einfach hinter der Stirn zu versickern. So füllt sich der Zwischenraum zunehmend mit Wasser und nach ein bis zwei Stunden ist der Bagel-Head fertig. Am Ende sieht es dann etwa so aus, als hätte man zwischen den Augenbrauen einen Autoreifen aufgepustet. Aber jetzt kommt das Beste: Innerhalb eines Tages schafft es der Körper, die gesamte Flüssigkeit abzutransportieren und ganz herkömmlich über die Blase zu entsorgen, so dass Sie dann am Montag ohne Autoreifen oder Bagel im Gesicht zur Arbeit gehen können. Beruhigend, oder? Auch wenn dieses amüsante Körperkunststück sicherlich keinen japanischen Mega-Trend wie etwa das Tamagotchi erwarten lässt, dürfen wir an dieser Stelle trotzdem mal wieder über das Wunderwerk Haut staunen, das selbst die absurdesten Auswüchse menschlicher Kreativität noch dermaßen wohlwollend verzeiht.

Hyaluronsäure vs. Botox – Wer gewinnt im Kampf gegen Falten?

Der aktuelle Superstar in der Dermatologie heißt Hyaluronsäure. Als Geheimwaffe im Kampf gegen das Altern soll der natürliche Feuchtigkeitsspender für strahlend frische und glatte Haut sorgen. Auch die Behandlung von Akne und die Wundheilung nach kleineren Eingriffen können durch Hyaluronsäure unterstützt werden. Zwar findet sich Hyaluronsäure vom Gelenkschmiermittel bis zur Tränenflüssigkeit in den unterschiedlichsten Geweben des Körpers, aber knapp die Hälfte des körpereigenen Stoffes steckt in der Haut. Dort fördert das Multitalent die Wasserbindung, den Volumenaufbau und die Elastizität der Haut. Das Problem ist nur, dass der Gehalt an Hyaluronsäure mit dem Alter sinkt. Schon ab dem 25. Lebensjahr bildet der Körper weniger Hyaluronsäure, die Spannkraft der Haut nimmt ab, und Falten entstehen. Dieser Prozess kann durch übermäßige UV-Strahlung, Nikotin und Stress sogar noch beschleunigt werden.

Weil der sinkende Gehalt an körpereigener Hyaluronsäure die wichtigste Ursache der Faltenbildung ist, hat sich synthetisch hergestellte Hyaluronsäure als Mittel der Wahl zur Behandlung von Falten vielfach bewährt. Weil Hyaluron viel Wasser bindet und somit die Wasserbindungskapazität der Haut langfristig erhöht, wird diese von innen gepolstert und sorgt so für ein glatteres und frischeres Hautbild. Die Vielfalt der Behandlungsoptionen und Hyaluron-Produkte stellt Sie vor die Qual der Wahl: Sie können wählen zwischen Kosmetikprodukten wie Hyaluron-Creme oder Hyaluron-Gel (aus der Apotheke), hochkonzentrierter Hyaluronsäure zum Auftragen im Kosmetikstudio oder zur Unterspritzung beim Dermatologen. Dabei spielt die Hyaluronsäure als sogenannter Filler bzw. als Füllstoff für Zornesfalten, horizontale Stirnfalten oder Krähenfüße eine zentrale Rolle. Anders als nicht-abbaubare Füllstoffe, wie zum Beispiel Eigenfett oder Polyacrylamid-Gel, verbleibt Hyaluronsäure nur zeitweise im Gewebe. So wird nach sechs bis zwölf Monaten eine wiederholte Auffrischung fällig. Der große Vorteil besteht aber in der guten Verträglichkeit und der Allergiefreiheit, da Hyaluronsäure-Produkte aus Bakterien hergestellt werden und keine tierischen Eiweiße enthalten. Bei der Behandlung mit Hyaluronsäure und anderen Füllstoffen begeben Sie sich am besten in die Hände eines erfahrenen Profis. Denn die Injektionstechnik ist entscheidend, damit keine übermäßigen Schwellungen oder Granulome (knotenartigen Gewebeneubildungen) an der Injektionsstelle entstehen.

Anders als die Faltenunterspritzung mit Füllstoffen funktioniert die Behandlung mit Botulinumtoxin, auch bekannt als Botox. Dieses Nervengift sorgt an der Injektionsstelle für eine Nervenlähmung und glättet die Falte infolge der Muskelentspannung. Denn wo sich keine Muskeln zusammenziehen können, wirft die Haut auch keine Falten. Zornesfalten, Krähenfüße und Stirnfalten wären somit auch Kandidaten für eine Botox-Behandlung. Dabei werden genau die betreffenden Muskelfasern direkt angespritzt, die für die unliebsamen Falten verantwortlich sind. Weil Sie aber die entsprechenden Gesichtsmuskeln in den nächsten drei bis sechs Monaten kaum noch oder gar nicht mehr bewegen können, wirkt Ihr Lächeln unter Umständen etwas gequält. Deshalb sollten Sie bei einer Botox-Behandlung immer bedenken, dass eine unnatürliche Gesichtsmimik mitunter schlimmer sein kann als ihre hart erkämpften Lachfalten. Außerdem glättet Botox keine altersbedingten Hautfalten, sondern nur die Falten, die durch Muskelzug entstehen. Auch hält die Botox-Injektion nicht ewig an, sondern muss nach etwa einem halben Jahr aufgefrischt werden.

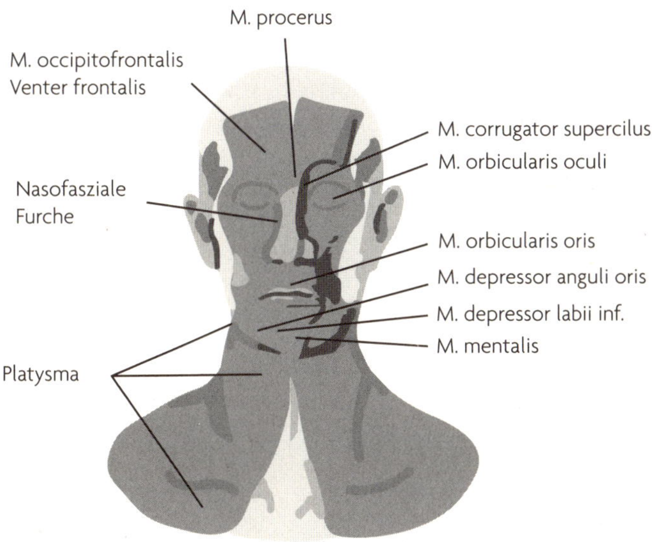

In diese Gesichtsmuskeln kann Botox gespritzt werden.

Also wer gewinnt im Kampf gegen die Falten? Nieder-, hoch- oder quervernetzte Hyaluronsäure? Botox? Oder gibt es am Ende womöglich ein Unentschieden? Auch wenn in der modernen Dermatologie immer mehr möglich ist und einstige No-go-Areas der Haut inzwischen professionell kosmetisch behandelt werden können, sollten Sie vor der Entscheidung zur Faltenunterspritzung ein ausführliches Beratungsgespräch mit Ihrem Arzt führen, in dem Sie ausreichend Zeit für Erklärungen und Rückfragen haben. Haben Sie sich für eine Faltenunterspritzung entschieden, sollten Sie die entsprechende Hautstelle vor und nach der Behandlung mit Hilfe eines Fotos dokumentieren. Nur so können Sie den Behandlungserfolg wirklich objektiv beurteilen.

Wechselduschen – die Anti-Falten-Mini-Kur

Der Profi-Tipp für Herz, Kreislauf und Haut: nach der warmen Dusche auf Lauwarm stellen und am rechten Bein beginnend von unten nach oben und zurück abduschen. Es folgt das linke Bein und die beiden Arme (erst rechts dann links), dann Brust, Bauch, Nacken und Gesicht. Das Ganze wiederholen Sie im Wechsel von warm und lauwarm 2-mal und beenden Ihre Mini-Kur dann mit Kalt. Danach wärmen Sie sich im Bett oder bei leichter Bewegung wieder auf.

Die häufigsten Behandlungsmethoden für eine gesunde und gepflegte Haut	
Behandlung	**Wirkung**
Softlaser	Zellaktivierung
Vapozon (Ozon, Kräuter)	Hauterweichung
Ultraschall Elektrotherapie	verbesserte Einwirkung kosmetischer Substanzen
Bestrahlung	Anregung des Hautstoffwechsels
Dermabrasion	Entfernung toter Hautschuppen
Heilerde, Kräutermaske	Hautberuhigung Hautstoffwechsel anregen Unreinheiten entfernen
Hormonmaske	Beeinflussung bestimmter Hormonspiegel
Lymphmassage	Hautentspannung Hautstoffwechsel anregen
Fruchtsäurepeeling Enzympeeling Mechanisches Peeling	Unreinheiten entfernen Entfernung toter Hautschuppen

Schönheit liegt im Auge des Betrachters

Trotz der biologischen Unterschiede zwischen der Haut von Frauen und Männern ist der alles entscheidende Punkt immer noch die Kultur. Jahrzehntelange, gezielt auf Frauen ausgerichtete Kosmetikwerbungen scheinen ihr Ziel nicht verfehlt zu haben. Unabhängig vom tatsächlichen Zustand der Haut besitzen Frauen eine gesteigerte Wahrnehmung von Hautproblemen. Vergleichsstudien zum Unterschied zwischen empfundenem und tatsächlichem Hautzustand haben gezeigt, dass Männer ihre Haut weniger kritisch beäugen. Frauen hingegen sind über ihren individuellen Hauttyp bestens im Bilde und insgesamt deutlich weniger zufrieden mit ihrer eigenen Haut. Dementsprechend berichteten Frauen sehr viel häufiger von Falten, Hautunebenheiten und empfindlicher Haut. Dieser beträchtliche Unterschied zwischen selbstempfundenem und tatsächlichem Hautzustand spricht für die Tatsache, dass Menschen eigentlich nicht wissen, was sie wollen. Wer aber die finanziellen Mittel und das marketing-strategische Geschick besitzt, das Meinungsbild vieler Menschen zu beeinflussen und nach eigenen Vorstellungen zu gestalten, der kann Wünsche und Verlangen auch durchaus entstehen lassen. So war zum Beispiel dem ehemaligen Apple-Chef Steve Jobs klar, dass Bedürfnisse überhaupt erst geweckt werden müssen, schon lange bevor alle Welt verrückt nach Apple-Produkten wurde.

Sie haben schon eine Menge erfahren, was Sie für eine gesunde und schöne Haut tun können. Letztlich ist aber jeder selbst für seine eigene Haut verantwortlich. Einen Aspekt möchte ich in diesem Zusammenhang nicht unberücksichtigt lassen. Ebenmäßige Züge und eine geschmeidige Haut mögen angeboren sein, aber auch unsere Emotionen prägen im Laufe des Lebens unsere Haut, genau wie unser Lebensstil. Botox beseitigt vielleicht Zornesfalten und bittere Mundwinkel für ein paar Wochen, doch ohne Wiederholungsbehandlungen legen sich Stress und Sorgen wieder auf die Haut.

Wie wäre es mit ein wenig mehr Gelassenheit und Großzügigkeit sich selbst gegenüber? Sie werden merken, wie sich Verspannungen auch im Gesicht glätten. Und noch etwas: Lassen Sie sich trotz vielversprechender Werbung nicht von einer gewinnorientierten Kosmetik-Industrie zur Perfektion verführen. Lernen Sie, sich so zu akzeptieren, wie Sie sind. Betrachten und sehen Sie das Besondere Ihrer Individualität. Dann werden Sie selbst Ihre wahre Schönheit entdecken.

Akne, Pickel und Herpes – Hautprobleme, die die Welt nicht braucht

Pickel bekommt nur, wer sich nicht wäscht, zu viel Pommes und Schokolade isst oder heimlich onaniert. Diese unterhaltsamen Mythen rund um Pickel, Pusteln und Pubertät sind bis heute erstaunlich lebendig, obwohl sie wissenschaftlich überhaupt nicht haltbar sind. Denn Akne ist eine Hautkrankheit. Und zwar eine schwere Hautkrankheit. Nicht umsonst gilt die schlimmste Form der Akne, die *Akne conglobata*, mit ihren eitrigen Pusteln und schmerzhaften Knoten, die lebenslang deutliche Narben im Gesicht oder auf Brust und Rücken hinterlassen, als die Hauterkrankung mit der höchsten Selbstmordrate. So ist Akne für viele gleichbedeutend mit einer langen Leidensgeschichte voller Scham, Zurückweisung und Kränkung. Aber so weit muss es nicht kommen. Sollten Sie sich aufgrund der Akne sprichwörtlich »nicht wohl fühlen in Ihrer Haut« oder sich anhaltenden psychischen Belastungen ausgesetzt fühlen, sprechen Sie mit Ihrem Arzt. Akne ist zwar nicht heilbar, kann aber inzwischen sehr gut behandelt werden. Dafür braucht man allerdings Ausdauer und Geduld. Am häufigsten sind zwar Jugendliche während der Pubertät betroffen, aber auch im Erwachsenenalter können Hormonumstellungen während der Regel, Schwangerschaft oder den

Wechseljahren genauso wie Kosmetika oder Medikamente eine Akne auslösen. Akne kann also aus ganz verschiedenen Gründen und zu ganz unterschiedlichen Zeitpunkten entstehen. Abhängig vom Ausmaß Ihrer Beschwerden gibt es bei leichter, mittelschwerer oder schwerer Akne viele verschiedene therapeutische Möglichkeiten. Vielleicht genügt eine milde Waschcreme, um die verstopften Talgdrüsen von überschüssigem Fett zu reinigen. Vielleicht befreit ein regelmäßiges Peeling die verstopften Talgdrüsen und verfeinert so das Hautbild. Vielleicht rückt eine Antibiotika-Salbe oder -Creme den Aknebakterien wirkungsvoll zu Leibe und lindert somit die Entzündung. Rechnen Sie auf jeden Fall damit, mehrere Therapieansätze ausprobieren zu müssen, bevor die Behandlung anschlägt und die Akne abklingt. Zum besseren Überblick hat die Stiftung Warentest kürzlich verschiedene Wirkstoffe von Aknemitteln geprüft und folgende Empfehlung ausgesprochen.

Wirkstoff	
Geeignet	**Wenig geeignet**
Benzoylperoxid	Natriumbituminosulfonat (Schieferöl)
Antiseptika	Salizylsäure Wirkstoffkombination aus: Benzoylperoxid + Antipilzmittel (Miconazolnitrat)

Auch wenn Sie eine leichte bis mittelschwere Akne mit freiverkäuflichen Mitteln wirkungsvoll selbst behandeln können, hat Ihr Hautarzt eine ganze Reihe weiterer therapeutischer Optionen. Aber in jedem Fall dauert die Behandlung immer mehrere Monate und kann voller Umwege stecken. Umso wichtiger sind Ihr Mitmachwille und Durchhaltevermögen!

Mythen der Haut – Akne

Akne kommt von zu viel Schokolade und Fast Food.

Es ist unklar, ob es überhaupt eine »Ernährungs-Akne« gibt. Ob zu viel Zucker, Fett oder Milchprodukte das eigene Hautbild beeinflussen, kann jeder nur durch gezielten Verzicht dieser Lebensmittel herausbekommen.

Akne bekommt nur, wer sich nicht wäscht.

Falsch, die Ursachen von Akne haben nichts mit mangelnder Hygiene zu tun. Im Gegenteil, überpflegte Haut ist eher noch empfindlicher.

Akne ist ansteckend.

Falsch, Akne ist keine Infektionskrankheit und damit nicht ansteckend. Also gehen Sie mit Pickeln unter Leute – auch wenn es schwerfällt.

Nach der Pubertät verschwindet die Akne wieder.

Nicht unbedingt. Zwar leiden vor allem Jugendliche während der Pubertät unter Akne, aber auch Erwachsene oder ältere Personen können immer noch betroffen sein.

Sonne hilft gegen Akne.

Falsch, ob sich das Hautbild durch die Sonne bessert oder verschlechtert, hängt von Ihrem individuellen Hauttyp ab.

Dr. Pimple Popper oder Wie eine junge Ärztin mit Internet-Videos über das korrekte Ausquetschen von Pickeln zu Weltruhm gelangte.

Es gibt viele Dinge über die Haut, von denen man sagen könnte: »Das habe ich doch gleich gewusst, dass das einmal ein großer Trend wird!« Dazu gehören sicherlich Beauty-Produkte für den Mann, die Tattoo-Epidemie und der Boom der Naturkosmetik. Vielleicht haben Sie all das genau kommen sehen. Aber hin und wieder gibt es eben auch Trends, die gegen alles angehen, was man sich als vernünftiger Mensch so vorstellen kann. So wird die junge Ärztin Dr. Sandra Lee zur Zeit als großer Internetstar gefeiert, wobei man den Eindruck hat, dass sie selbst gar nicht so recht versteht, warum. Denn eigentlich ist Dr. Lee »nur« eine Hautärztin, die sich auf die Entfernung von Pickeln, Mitessern und Hautverunreinigungen spezialisiert hat. Dazu stellt sie auf YouTube unter dem Namen »Dr. Pimple Popper« kurze Videos mit nützlichen Tipps und Tricks vor, denn Pimple Popping heißt auf Deutsch »Pickel ausdrücken«. Jetzt könnte man denken, dass das alles nicht weiter wild sei, bis man sich jedoch eines der Videos von »Dr. Pimple Popper« anschaut. Da werden keine verschüchterten Montagmorgen-Pickelchen behandelt, nein, hier geht es richtig zur Sache! Ausgewachsene Pickel und Mitesser, die schon so viele Jahre in der Haut sitzen, dass sie noch das letzte Jahrtausend miterlebt haben, werden vor laufender Kamera professionell ausgedrückt oder mit einem Skalpell gespalten und entleert. Selbst für Ärzte sind diese Videos ziemlich gewöhnungsbedürftig. Unvorstellbar, wie viele Zuschauer wohl einem spontanen Brechreiz gefährlich nahe kommen.

Warum aber werden diese Videos dann millionenfach angeschaut?

Dieser Frage sind einige Journalisten nachgegangen und haben Experten befragt. Dabei sind sie auf ein verbreitetes Paradoxon gestoßen: Je mehr Ekel man beim Anblick empfindet, desto eher schaut man tatsächlich hin. Aber auch wenn diese Art Gruseleffekt in Horrorfilmen ganz bewusst eingesetzt wird, spielt »Dr. Pimple Popper« noch längst nicht in einer Liga mit Hannibal Lecter. Also wer guckt diese Videos, außer hartgesottenen Horror-Fans? In Befragungen kam heraus, dass Menschen diese Videos schauen, um besser einschlafen zu können. Das klingt doch verrückt! Aber viele Zuschauer berichten beim Anblick von Pickelentfernungen, ausgequetschten Mitessern und auslaufenden Zysten von einem sanften Kribbeln und einer angenehmen Beruhigung, ähnlich dem Wohlgefühl, wenn man gestreichelt wird oder jemand einem etwas ins Ohr flüstert. Selbst Dr. Lee gibt zu, dass sie einige Stellen in den Videos immer wieder anschaut und sich dabei seltsam beruhigt fühlt. In den USA ist »Dr. Pimple Popper« jedenfalls unglaublich schnell unglaublich berühmt geworden. Wenn Sie das nächste Mal Probleme beim Einschlafen haben, können Sie ja mal bei YouTube reinschauen und im Selbstversuch testen, wie es Ihnen beim Anblick dieser Bilder ergeht. Bei Risiken und Nebenwirkungen fragen Sie allerdings *nicht* Ihren Hautarzt ...

Ohne Zweifel gehört auch Herpes zu der Kategorie »Krankheiten, die die Welt nicht braucht«. Das stört die Herpesviren, die sich bei über 80 Prozent der Bundesbürger eingenistet haben, allerdings wenig. Denn schon im Kindes- und Jugendalter macht die Virusinfektion unbemerkt die Runde. Was danach passiert, bezeichnen wir Ärzte als *persistierende Infektion*. Das heißt, der Virus verbleibt lebenslang im Körper. Weil er sich dabei aber meistens ruhig verhält, merken die meisten Menschen nichts von den stillen Bewohnern. Nur bei etwa der Hälfte der Träger kommt es im Laufe des Lebens zu einer Reaktivierung. Dann tritt in den häufigsten Fällen (80 bis 90 Prozent) der Lippenherpes mit seinen typischen Bläschen zutage. Weitaus seltener ist der zweite Herpes-Typ (HSV2), der vornehmlich im Genitalbereich auftritt. Zur Verbreitung der unterschiedlichen Herpesviren-Typen gibt es eine interessante Untersuchung des Robert-Koch-Instituts in Berlin, wonach beide Virentypen in den neuen Bundesländern leicht häufiger auftreten als in den alten Bundesländern.[14] Ob diese Ergebnisse auf Unterschiede im Sexualverhalten zurückzuführen sind (Mehr Küssen? Seltenere Kondomnutzung? Größere sexuelle Freizügigkeit?) muss jedoch durch weitere Studien geklärt werden.

Wie oft der Herpesvirus aber letztlich ausbricht bzw. wie ausgeprägt die Ausbrüche sind, ist von Mensch zu Mensch sehr unterschiedlich. Einige haben Glück und besitzen Antikörper gegen Herpesviren; einige tragen die Viren ein Leben lang mit sich herum, ohne dass der Herpes jemals ausbricht; einige werden bei jedem kleinen Schnupfen mit juckenden Lippenbläschen gequält. Inzwischen sind als Auslöser für den Ausbruch eines Herpes gut belegt: akuter emotionaler Stress, ein geschwächtes Immunsystem und starke Sonnen- bzw. UV-Strahlung. Weil im Grunde aber sehr viele Faktoren einen Herpesschub auslösen können, ist der Virus so tückisch. Bevor die Bläschen jedoch sichtbar werden, kündigen sie sich mit dem typischen Juckreiz und Spannungsgefühlen auf der Haut an. In leichteren Fällen sind Cremes oder Lösungen dann ausreichend wirksam. Auch Omas Zahnpasta-Trick zeigt immer noch Wirkung. In jedem Fall sollte der Herpes aber nach etwa zehn Tagen spurenfrei abgeklungen sein. Schwerere Fälle sollten Sie jedoch Ihrem Hautarzt vorstellen, um keine zusätzlichen Infektionen zu riskieren. Es gibt gute Möglichkeiten zur Behandlung eines ausgebrochenen Herpes, aber bislang noch keine Impfung, um den Virus vollständig aus dem Körper zu verdrängen. Aktuell laufen zwar mehrere klinische Studien zu verschiedenen Impfstoffen, aber bevor deren Wirksamkeit wirklich belegt ist, wird noch einige Zeit vergehen. Bis uns die Segnungen des medizinischen Fortschritts also eines Tages womöglich vom Herpesvirus befreien, wollen wir hoffen, dass er sich bis dahin ruhig verhält.

Wirkt es oder wirkt es nicht?!

1. Teerpasten gegen Schuppenflechte

Ja, bei leichten Formen schon, aber im 21. Jahrhundert gibt es inzwischen bessere und angenehmere Arzneimittel.

2. Östrogentherapie für schöne Haut

Wirkt nur unter Umständen, wobei der kosmetische Nutzen nicht im Verhältnis steht zu möglichen medizinischen Nebenwirkungen.

3. Frischhaltefolie gegen Cellulite

Das ist nur einer von Hunderten Tipps im Kampf gegen Orangenhaut, von denen bisher jedoch kein einziger einen nachprüfbaren Wirkungsnachweis erbracht hat.

4. Wer Basecap oder Hut trägt, dem fallen die Haare aus.

Nein, die Kopfbedeckung hat keinen Einfluss auf den Haarausfall.

5. Hautkrebs-Screening schützt vor Hautkrebs.

Schützt nicht vor Hautkrebs, aber hilft, diesen frühzeitig zu erkennen.

6. Kryotherapie

Hat sich bei der Behandlung von gewöhnlichen Warzen als wirkungsvoll bewährt, ansonsten gilt aber Vorsicht: Vereisungen sind so schmerzhaft wie Verbrennungen.

Die Haut – Spiegel der Seele?

Wenn uns die Schamröte buchstäblich ins Gesicht steigt, das Lampenfieber rote Flecken auf die Haut zaubert oder sich Sorgenfalten ausbreiten – immer ist die Haut unsere Visitenkarte. Unsere Gesichtshaut verrät in Sekundenschnelle Gefühlsregungen, Nervosität, Angst, Tagesform und letztlich auch unser Alter. So spiegelt unser größtes Organ das Zusammenspiel von Körper und Seele besonders deutlich. Erlebnisse oder Belastungen können uns eben nicht nur »an die Nieren gehen« oder »Kopfzerbrechen bereiten«, sondern auch »unter die Haut« gehen. Wenn emotionale oder psychische Probleme uns belasten und mit körperlichen Symptomen einhergehen, spricht man von psychosomatischen Erkrankungen. Körper und Seele können nicht getrennt werden, sie beeinflussen sich ständig gegenseitig. Schätzungen zufolge leidet jeder vierte Patient an psychosomatischen Erkrankungen.

Weil also unsere Gefühle, Ängste, Konflikte und auch Stress das Immunsystem beeinflussen, spricht vieles dafür, dass unsere Haut dies spiegelt. Über unendlich viele Nerven- und Hormonsignale sind das Gehirn und das zentrale Nervensystem mit der Haut verbunden.

Bei starken körperlichen und seelischen Belastungen kommt es zu einer Vielzahl von Anpassungsleistungen bzw.

Reaktionen. Bei fast allen Hauterkrankungen lassen sich Störungen zwischen Nervensystem und Haut feststellen. Die Erforschung dieses komplexen Zusammenspiels zwischen Psyche, Immunsystem, Nervensystem und Haut steht jedoch erst ganz am Anfang. Dass Emotionen wie Angst, Wut oder Freude »unter die Haut« gehen, kann trotzdem als gesichert gelten. So gelingt es in Studien, allein durch den Anblick ekelerregender Bilder den Ausbruch von Herpes zu provozieren.[15] Gleichzeitig belegen inzwischen viele Stu-

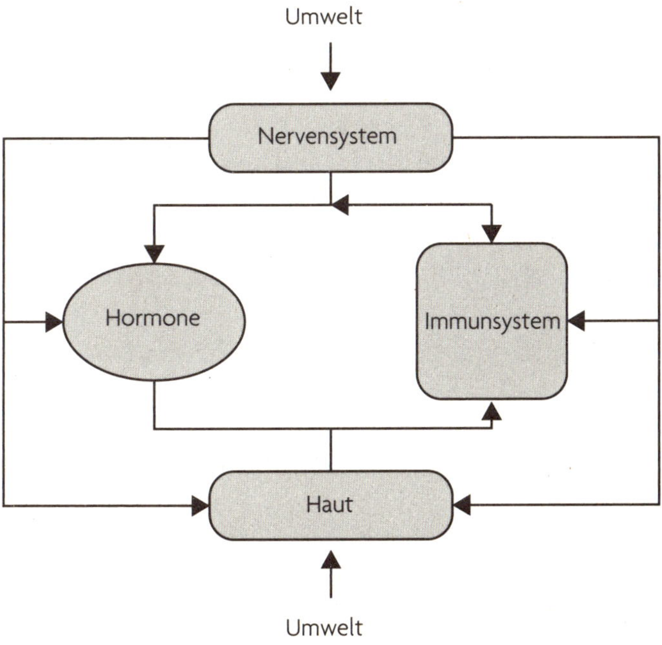

Unsere Haut: Schnittstelle und Vermittler zwischen innen und außen.

dien, dass dauerhafter Stress direkt auf das Immunsystem wirkt, das Stresssignale zur Haut weiterleitet. So verändert chronischer Stress die Anatomie der Haut. Das Nervengeflecht der Haut verbindet sich vermehrt mit den Immunzellen, wodurch die Haut auf Stressreize zunehmend stärker reagiert. Die Regenerationsfähigkeit der Haut sinkt ebenfalls, da sich das Verhältnis zwischen neugebildeten und absterbenden Hautzellen verschiebt. Eine Schlüsselrolle spielt dabei das Stresshormon Cortisol. Sinkt der Cortisolspiegel infolge von chronischem Stress, wird die Alarmanlage scharfgestellt. Denn niedrige Cortisolspiegel stehen in Zusammenhang mit Schuppenflechte und Neurodermitis.[16] Daher verschlimmert psychischer Stress bei rund einem Drittel der Neurodermitiker die Symptome. Juckattacken oder Ekzemschübe sind dann die Antworten des Körpers auf den erhöhten seelischen Druck. Dass chronischer Stress das Immunsystem unterdrückt, ist inzwischen bewiesen. Unklar ist dabei noch, auf welchem Wege und über welche Botenstoffe es welche Patienten trifft. Von diesem großen Puzzle liegen zwar erste Teilchen vor, aber bis zur maßgeschneiderten Therapie ist es noch ein langer Weg. Bis dahin lautet das vielversprechendste Rezept: Entspannung. Techniken wie autogenes Training, Qigong, Yoga oder Tai-Chi helfen, sich richtig zu entspannen. Das tut nicht nur Ihrer Haut gut, sondern Ihrer Gesundheit insgesamt. Wer täglich 10 bis 15 Minuten Stressabbau übt (am besten abends) wird schon nach wenigen Wochen spürbare Veränderungen erleben. Weil der gesundheitliche Nutzen so eindeutig ist, erstatten inzwischen viele Krankenkassen sogar die Kursgebühren. Erkundigen Sie sich am besten direkt bei Ihrer Krankenkasse nach einer Kostenübernahme.

Schuppenflechte im Griff – Patientenstory

Roman K. war einer dieser Patienten, die einfach keine Lust mehr haben, ihr Leben von einer Krankheit bestimmen zu lassen. Seit seiner Kindheit litt Roman unter einer hartnäckigen Schuppenflechte, die durch den Stress seiner momentanen Doppelbelastung als liebevoller Vater und aufstrebender Abteilungsleiter im wahrsten Sinne des Wortes aufblühte. Tatsächlich ist bekannt, dass Erkrankungen, bei denen sich das Immunsystem gegen den eigenen Körper richtet (Autoimmunerkrankungen), durch chronischen Stress massiv verschlimmert werden können. Roman war dafür das lebende Beispiel. Jahrelang hatte er die Schuppenflechte gut im Griff. Er pflegte seine Haut, und eine regelmäßige Lichttherapie half ihm, die schuppigen Hautareale immer wieder zu beruhigen. Aber gerade jetzt, in seiner neuen Rolle als Familienvater und auf der beförderten Position als Abteilungsleiter, ließ ihn sein Körper regelrecht im Stich. Für Roman brach eine Welt zusammen. In der Umkleidekabine beim Sport rieselten die Hautschuppen wie Schneeflocken vom Körper herab. Seine Hände und Unterarme sahen so mitgenommen aus, dass er sich kaum an den Abendbrottisch traute. Und im Büro hatte er sogar einen Handstaubsauger versteckt, um den Schreibtisch und seinen Anzug vor Geschäftsterminen von Hautschuppen zu befreien. Nur seine liebevolle Ehefrau und seine Freunde schätzten und liebten ihn wie zuvor, denn sie wussten, dass diese Hautkrankheit weder ansteckend noch unangenehm zu berühren war. Am Ende einer Reihe von erfolglosen Behandlungsansätzen seines Hautarztes saß

Roman schließlich völlig verzweifelt und entnervt bei uns in der Sprechstunde der Uniklinik. Nach einem intensiven Gespräch und verschiedenen Tests haben wir uns gemeinsam für die Anwendung eines *Biologicals* entschieden. Diese modernen Arzneistoffe gehören zu den neuesten biotechnologischen Entwicklungen, mit teilweise vielversprechenden Behandlungsergebnissen. Weil aber schon eine einzelne Dosis dieser Biopharmazeutika mitunter einige tausend Euro kosten kann, musste der Behandlungsplan vor der Krankenkasse ganz besonders gerechtfertigt werden. Nach dem zähen Ringen um eine Zusage konnten wir die Behandlung aber letztlich beginnen, und Roman verabschiedete sich mit den Worten: »Na Jungs, dann wollen wir mal sehen!« Tatsächlich war Roman nach wenigen Monaten nahezu beschwerdefrei und strotzte nur so vor Selbstbewusstsein. Komplett ausgeheilt war die Schuppenflechte zwar auch mit dem neuen Mittel nicht, aber zumindest war sie nicht länger sichtbar und drückte somit nicht mehr auf die Lebensqualität.

Ist der Stress jedoch nur zeitlich begrenzt, können kurzfristige Belastungen im Gegenteil zum chronischen Stress sogar positive Effekte haben. Der akute Stress eines anstehenden Umzugs, einer wichtigen Prüfung oder eines aufregenden Vortrags kann das Immunsystem auch aktivieren, mutierte Zellen besser zu entsorgen und beispielsweise vor Hautkrebs zu schützen.[17] Um Ihrem Arzt aber überhaupt die Chance zu geben, psychische Ursachen für Ihre Hautprobleme in Betracht zu ziehen, sprechen Sie offen über Ihre Gefühlslage. Ihr Arzt unterliegt der Schweigepflicht, und

Sie müssen keine falsche Scham haben. Abgesehen davon werden Sie überrascht sein, wie befreiend es sein kann, sich etwas von der Seele zu reden. Besonders wenn Ihr Arzt keine schlüssige oder logische Erklärung für Ihre Hautprobleme hat, kann es hilfreich sein, auch psychische Hintergründe in Betracht zu ziehen. Denn wer die Sprache der Haut verstehen möchte, muss genau hinhören. Aber nicht hinter jedem Pickel oder Hautproblem steckt eine angeschlagene Psyche. Wegen einem kleinen Hautekzem muss man nicht gleich zum Psychologen. Der Anteil psychisch bedingter Hauterkrankungen liegt bei etwa 30 bis 60 Prozent. Auch wenn die Haut ein wesentlicher Teil unseres Immunsystems ist, sind die Krankheitssignale nicht sehr eindeutig. Hautkrebs zum Beispiel ist zwar gefährlich, aber er juckt nicht, schmerzt nicht und entwickelt sich ganz still. In anderen Fällen schreit die Haut geradezu. Zum Beispiel ziehen Naturkatastrophen regelmäßig eine Häufung von stressbedingten Hauterkrankungen wie Neurodermitis oder Schuppenflechte nach sich. So verschlimmerte sich nach dem Erdbeben in Kobe im Jahr 1995 bei 40 Prozent der Neurodermitiker der Zustand erheblich. Um die begrenzte Sprache der Haut also richtig zu interpretieren, behalten Sie Ihre Haut im Blick und achten Sie auf untypische Veränderungen. Denn wenn die Haut überhaupt spricht, dann sehr leise.

Diagnose Hautkrebs – häufiger als gedacht

Die Diagnose Hautkrebs trifft jährlich über 200 000 Patienten und ist damit die häufigste Krebsdiagnose in Deutschland. Auch wenn die Diagnose Hautkrebs oft für Panik, Trauer oder Hilflosigkeit sorgt, denken Sie nicht sofort an Ihre Grabrede, sondern hören Sie Ihrem Hautarzt genau zu. Denn Krebs ist nicht gleich Krebs. Während der schwarze Hautkrebs aufgrund seiner Aggressivität gefürchtet wird, bildet der weiße Hautkrebs, auch Basalzellkrebs oder Basaliom genannt, fast nie Geschwüre und gilt nach der Entfernung als geheilt. Typischerweise entsteht weißer Hautkrebs an den sogenannten Sonnenterrassen, also Hautstellen wie Ohren, Nase, Unterarme, Hände oder Lippen, die ganzjährig UV-Strahlen und Sonnenlicht ausgesetzt sind.

Anders als bei den meisten Krebsarten sind die Ursachen für den Hautkrebs recht eindeutig: Zu viel Sonne und Sonnenbrände sorgen für die starke Verbreitung dieses Krebstyps. Unser Lebensstil mit ganzjährigen Sonnenurlauben, einem Freizeitverhalten, das sich zunehmend unter freiem Himmel abspielt, und einem Schönheitsideal, das gebräunte Haut zum Ziel hat, spielt eine wesentliche Rolle. Wir werden heute doppelt so alt wie vor 130 Jahren. Das bedeutet ganz praktisch, dass wir einfach mehr Lebenszeit unter der Sonne und vor allem im Sonnenlicht verbringen. Dadurch ist unsere Haut im Laufe des Lebens insgesamt deutlich mehr UV-Strahlung ausgesetzt und erfährt damit einhergehend natürlich auch eine frühzeitigere Lichtalterung. Verschärfend kommt hinzu, dass die Haut nichts vergisst! Bis zum Alter von 20 Jahren haben wir durchschnittlich zwar 75 Prozent der schweren Sonnenbrände bereits in jungen Jahren erlitten, aber die Haut merkt sich alles. Schon ein einziger Sonnenbrand schädigt das Hautgewebe unwiderruf-

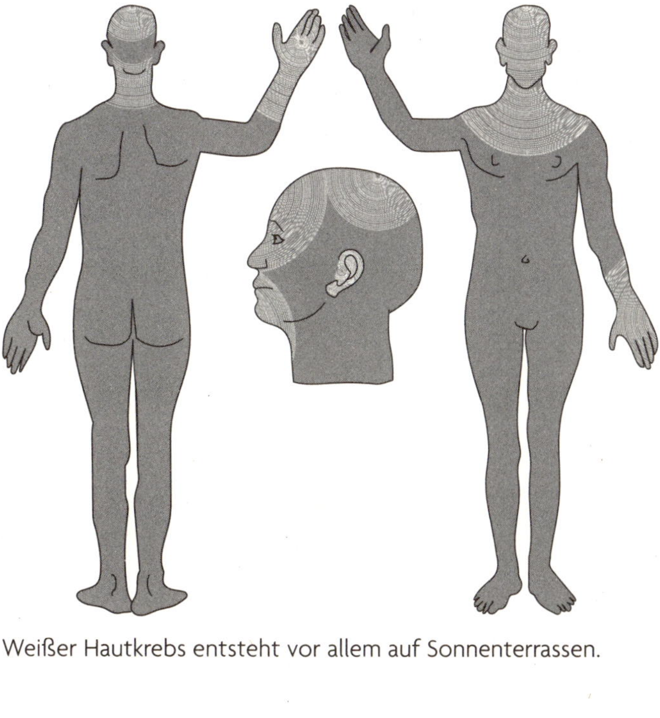

Weißer Hautkrebs entsteht vor allem auf Sonnenterrassen.

lich. Auch die unliebsamen Altersflecken sind linsengroße, gutartige Hautveränderungen, die meistens an Hautstellen entstehen, die besonders viel Licht abbekommen haben und nun durch Zellschäden mehr Pigment produzieren und sich bräunlich verfärben. Längst verblasste Sommersünden verzeiht die Haut leider nie. Insgesamt hat die Häufigkeit von Hautkrebs daher in den letzten Jahrzehnten, unabhängig von der Alterungsentwicklung der Bevölkerung, dramatisch zugenommen.

Erstaunlich ist dabei, dass die Zahl der diagnostizierten Hautkrebsfälle in den letzten Jahrzehnten zwar zugenommen hat, aber nicht mehr Menschen an Hautkrebs sterben. Die Erklärung dafür lautet: In der überwiegenden Mehrzahl der Fälle wird ein weißer Hautkrebs diagnostiziert. Der weiße Hautkrebs ist damit aber nicht nur

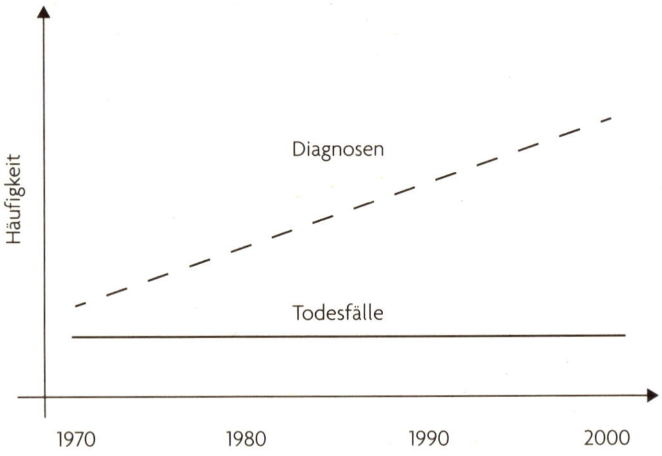

Diagnose »Hautkrebs« bedeutet nicht gleich Tod.

die häufigste, sondern auch die am besten therapierbare Hautkrebsart. Beim weißen Hautkrebs ist der Prozess der Hauterneuerung gestört. Die Zellen der Hautoberfläche teilen sich unkontrolliert und bilden über Monate, manchmal Jahre, die charakteristischen Unebenheiten bzw. Geschwülste aus. Von 250 Hautkrebsdiagnosen sind 220 weißer Hautkrebs und nur 30 Fälle aggressiver schwarzer Hautkrebs.

Besorgniserregend ist hingegen, dass die Patienten mit Hautkrebs immer jünger werden. Weil weißer Hautkrebs die Folge intensiver Sonnenstrahlung an Gesicht, Schultern, Nacken oder Rücken ist und wir unser Sonnenkonto aus den genannten Gründen immer früher überziehen, ist das durchschnittliche Alter bei Erstdiagnose um etwa zehn Jahre, auf inzwischen 64 Jahre, gesunken. Grundsätzlich kann Hautkrebs also in jedem Alter auftreten und betrifft Frauen wie Männer gleichermaßen. Aber nicht jede Hautauffälligkeit bedeutet gleich Krebs. Ist es nur ein Knubbel oder schon Hautkrebs, nur eine verstopfte Talgdrüse oder eine bösartige Gewebeverhärtung?

Zur genauen Diagnose entnimmt Ihr Hautarzt eine Gewebeprobe und klärt mit Hilfe zusätzlicher Untersuchungen ab, ob tieferliegendes Gewebe oder Knochen ebenfalls betroffen sind. Das primäre Therapieziel lautet, den Tumor mit einer Operation chirurgisch komplett zu entfernen. Aber wie gesagt, bei einem Verdacht auf Hautkrebs besteht wenig Anlass, voreilig in Panik zu verfallen. Von 100 Personen mit Verdacht bekommen 80 Entwarnung und bei 20 erfolgt eine Biopsie, wovon lediglich vier Personen letztlich eine bestätigte Diagnose erhalten.[18]

Herkömmliche Ratschläge wie zum Beispiel »Je dunkler der Leberfleck, desto gefährlicher« oder »Leberflecke, die nicht flach sind, müssten rausoperiert werden« dürfen Sie ignorieren. Ihr Hautkrebsrisiko hängt unmittelbar mit Ihrem Hauttyp zusammen. *Die helleren Hauttypen I und II haben ein dreimal so hohes Risiko an Hautkrebs zu erkranken als die Hauttypen III und IV.* Das bedeutet, dass sich vor allem hellhäutige Menschen vor UV-Strahlung schützen sollten. Um mögliche Hautveränderungen rechtzeitig zu erkennen, machen Sie alle zwei Jahre einen Haut-Check bei Ihrem Hautarzt oder Dermatologen. Wenn Sie älter als 35 Jahre sind, übernimmt Ihre Krankenkasse die Kosten für den Haut-Check. Weil Ihre Haut aber niemand besser kennt als Sie selbst und Hautkrebs früh erkennbar ist, spielt die aufmerksame und

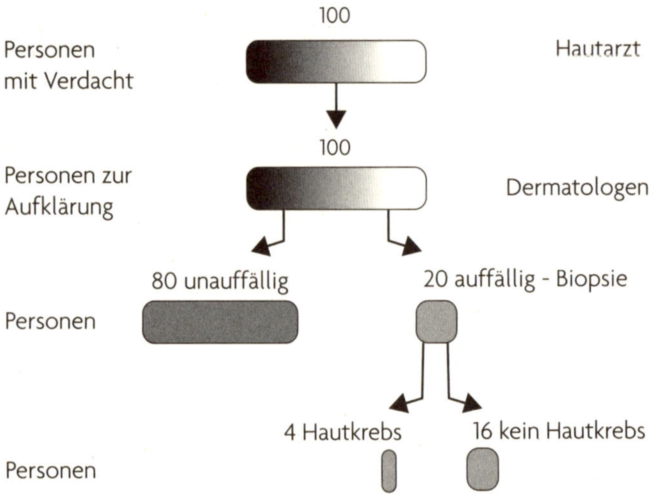

Keine Panik: Von 100 Personen mit Verdacht auf Hautkrebs erhalten lediglich vier eine bestätigte Diagnose.

regelmäßige Selbstbeobachtung eine zentrale Rolle. Um sich den eigenen Haut-TÜV zu erleichtern, können Sie die bewährte ABCD-Regel zur Früherkennung von Hautkrebs anwenden:

A	**Asymmetrie**	unregelmäßige, unsymmetrische Form, nicht rund oder oval
B	**Begrenzung**	unregelmäßige, ausgefranste Begrenzung, uneben, rau und zackig, nicht klar begrenzt
C	**Colour (Farbe)**	unregelmäßige Farbe/Tönung, an einigen Stellen heller oder dunkler, Farbveränderungen
D	**Durchmesser**	bei Durchmesser über 2 Millimeter oder wachsendem Umfang das Pigmentmal aufmerksam beobachten

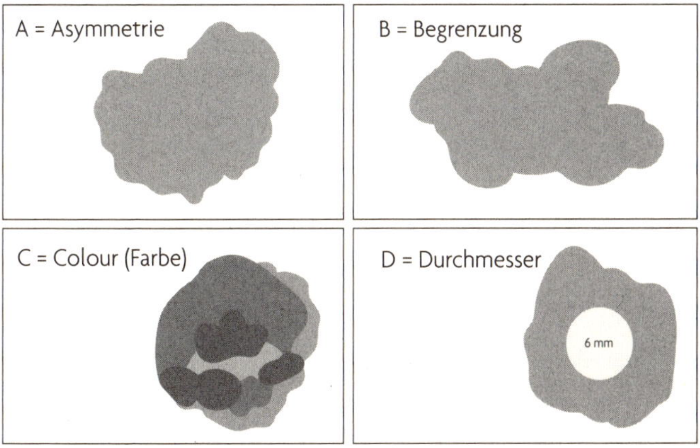

Leberfleck, Muttermal oder gefährlicher Hautkrebs?

Wenn Sie eine oder mehrere Punkte der ABCD-Regel bestätigen können, bedeutet das zwar noch nicht automatisch, dass Sie Hautkrebs haben – die Übergänge zwischen harmlosen Hautveränderungen, verschiedenen Krebsvorstufen und gefährlichem Hautkrebs sind eher fließend –, aber trotzdem sollten Sie die fraglichen Hautstellen auf jeden Fall regelmäßig von einem Hautarzt abklären lassen. Auch wenn Sie bleibende Krusten, Verdickungen oder auffällig rauhe Stellen ertasten, sollten Sie auf jeden Fall zum Arzt. Hautkrebs kann besonders wirkungsvoll behandelt werden, wenn er möglichst früh entdeckt wird. Dann sind Ihre Heilungs- und Überlebenschancen am höchsten. Das gilt für alle drei Hautkrebsarten: Früh erkannt haben alle sehr gute Heilungschancen.

Denken Sie aber daran, dass sich Hautkrebs auch verstecken kann, etwa unter einem Fuß- oder Fingernagel. Deshalb immer lieber zweimal und genau schauen.

Hautkrebs	Verbreitung	Merkmale	Heilungschancen
weißer Hautkrebs/ Basalzellkrebs (Basaliom)	• häufigste Hautkrebsart • betrifft Männer und Frauen gleich • oft gehäuftes Auftreten ab 50 Jahren	• wächst langsam über Jahre und Jahrzehnte hinweg • keine Vorstufe • entsteht oft auf Sonnenterrassen (Kopf-Hals-Bereich) • bildet keine Metastasen (Tochtergeschwülste)	95 Prozent

Stachelzellkrebs (Spinaliom)	• betrifft häufiger Männer • gehäuftes Auftreten ab 50 Jahren	• Vorstufe: festanhaftende Hornkruste • Tumorentwicklung bei Nicht-Behandlung • > 1 Zentimeter Durchmesser: Metastasierung möglich	< 1 Zentimeter Durchmesser: 99 Prozent
Schwarzer Hautkrebs (malignes Melanom)	• gehäuftes Auftreten ab 40 Jahren, aber Patienten werden immer jünger	• an allen Hautstellen möglich	im Frühstadium: 100 Prozent je später behandelt, desto stärker sinkt die Heilungschance

Leberfleck oder Hautkrebs? Wann muss ich zum Arzt, und was kann ich selber tun?

Kleinere Hautprobleme wie vorübergehende Pickelchen, Rötungen oder Irritationen können Sie problemlos selber behandeln. Wenn Sie auf der sicheren Seite sein möchten, kann auch eine kurze Rücksprache in der Apotheke Ihres Vertrauens weiterhelfen. Bei deutlichen Veränderungen der Haut, wie zum Beispiel Flecken, Ausschlag, Verfärbungen oder Entzündungen, muss allerdings ein Hautarzt darauf schauen.

Gehen Sie zum Arzt, wenn Sie an Ihrer Haut folgende Veränderungen beobachten:

- Hautrisse   Druckstellen   eitrige Pusteln
- Blutungen   Wunden   Verfärbungen

Beim Hautarzt beginnt jede Untersuchung mit der Bitte, die betreffende Hautstelle zunächst »frei zu machen«, um einen Blick auf Ihr Hautproblem werfen zu können. Weil Ihr Hautarzt »mit den Fingern sehen« kann, ist das Abtasten der betreffenden Hautstelle (der sogenannte Tastbefund) unverzichtbar, um weitere Informationen für eine treffsichere Diagnose zu gewinnen. Dass »nur« Sehen und Tasten die wichtigsten Untersuchungsmethoden beim Hautarzt sind, bedeutet aber nicht, dass sich hier keine Mühe mit Ihnen gegeben wird. Vielmehr sind die meisten Hautkrankheiten in Größe, Form, Farbe, Anordnung und Ausdehnung so charakteristisch in ihrem Erscheinungsbild, dass Ihrem Hautarzt ein geübter Blick für die Diagnose genügt. Zusätzlich wird er Sie nach früheren Hauterkrankungen bzw. weiteren anderen Erkrankungen befragen und ausführlich wissen wollen, welche Medikamente Sie einnehmen. Weiterhin wird er sich nach Ihrem beruflichen und familiären Umfeld sowie nach Ihrem Freizeitverhalten erkundigen.

Weil Sie Ihren eigenen Körper selber aber am besten kennen, sollten Sie Ihre Haut einmal im Monat sorgfältig betrachten. Nutzen Sie die Gelegenheit nach der Dusche, nehmen Sie einen Handspiegel und schauen Sie Ihre Haut vom Scheitel bis zur Fußsohle, Schritt für Schritt und in aller Ruhe an (siehe Anleitung unten). Hautstellen, die Ihnen auffällig erscheinen oder sich verändern, sollten Sie dann einem Hautarzt vorstellen.

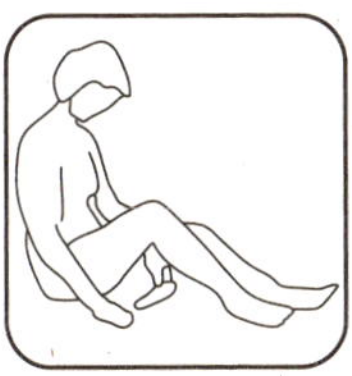

1. Schritt
Untersuchen Sie sitzend Ihre Beine, dann die Füße (Sohlen, Zehen, Zehennägel und -zwischenräume) sowie die Genitalien und den After. Nehmen Sie einen Handspiegel zu Hilfe.

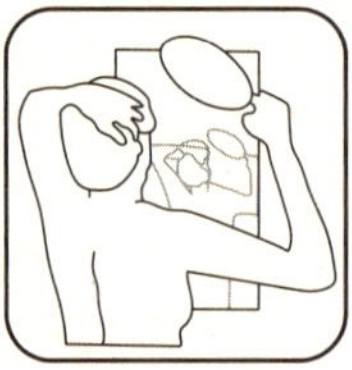

2. Schritt
Kontrollieren Sie sorgfältig Ihr Gesicht, den Hals, die Ohren und die Kopfhaut. Im Handspiegel und eventuell mit Hilfe eines Föhns können Sie die Kopfhaut besser sehen.

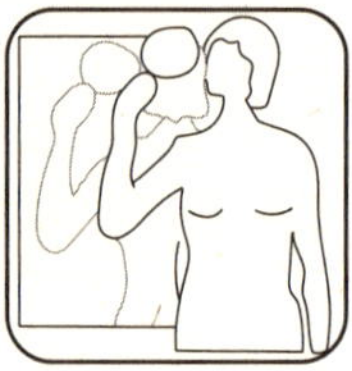

3. Schritt
Untersuchen Sie mit Hilfe des Handspiegels den Nacken, die Rückseiten der Arme sowie den ganzen Rücken.

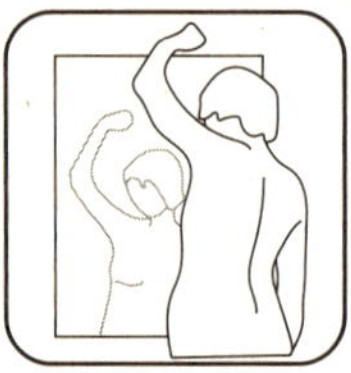

4. Schritt
Stellen Sie sich vor den Spiegel und heben die Arme nach oben. Betrachten Sie Ihren ganzen Körper, drehen Sie sich dabei leicht nach links und rechts. Untersuchen Sie zum Schluss Ihre Hände und die Unterarme.

Schauen Sie besser genau hin – Patientenstory

Ein weitverbreitetes Missverständnis beim Thema Hautkrebs ist der Irrglaube, dass dieser immer gut sichtbar sein müsste. Schließlich ist die Haut als äußere Hülle unseres Körpers ja für jeden einsehbar. Leider ist der Hautkrebs aber raffiniert und versteckt sich unter Tattoos, in Hautfalten und anderen abgelegenen Körperregionen. So kann ein unentdeckter Hautkrebs in tragischen Fällen dann sogar tödlich enden. Tatsächlich erleben wir Ärzte es immer wieder, dass Menschen zu uns kommen und sagen: »Herr Doktor, ich wusste schon länger, dass irgendetwas nicht stimmt, und ich hätte früher zu Ihnen kommen sollen. Aber ich hatte zu viel Angst vor dem, was Sie mir hätten sagen können. Und nun befürchte ich, dass es zu spät sein könnte.«

Genauso stellte sich kürzlich auch ein kräftiger Mann mittleren Alters vor, der über anhaltend starke Bauchschmerzen klagte. Dabei hatte der Mann, der eher zu den handfesteren Typen zählte, die zu Hause im Garten auch mal gerne die Kartoffeln umgraben, schon so eine üble Ahnung, dass dieser Arztbesuch nicht ohne Folgen bleiben würde. Und tatsächlich wurde gleich bei der ersten Ultraschalluntersuchung eine fortgeschrittene Krebserkrankung in der Leber festgestellt. Darauffolgende Untersuchungen entdeckten noch weitere bösartige Geschwüre im ganzen Körper. Am Ende der umfassenden Diagnostik stand die Vermutung im Raum, dass der Ursprung der Krebserkrankung mit hoher Wahrscheinlichkeit auf der Haut zu finden sein müsste. Immer wieder wurde der Körper des Patienten an typischen Stellen nach Hautkrebs abgesucht. Aber die Suche blieb ergebnislos, bis schließlich jemand den Patienten fragte, warum er denn um die Fingerkuppe des Zeigefingers seiner rechten Hand ein Pflaster tragen würde. Die Hände wirkten gepflegt und zeigten nur einige kleinere Wunden, wie sie typisch für fleißige Gartenarbeiter sind. Der Patient antwortete, dass er schon seit Jahren diese komische Stelle am Fingernagel hätte, von der er anfangs dachte, es wäre nur ein blauer Fleck. Er hatte sich nie gewundert, dass die Stelle nicht wieder verschwand, weil er das Pflaster bei der Arbeit im Garten ja auch immer wieder abnimmt. Nach diesen Sätzen war dem behandelnden Arzt schlagartig klar, dass er die Ursache gefunden hatte. Denn in seltenen Fällen befindet sich der Krebs *unter* einem Finger- oder Fußnagel.

Fragen Sie Ihren Arzt beim Hautkrebs-Check also lieber einmal zu viel, wenn Ihnen etwas komisch vorkommt, und schauen Sie bei Ihrem eigenen Haut-Check vor dem Badezimmerspiegel genau hin – niemand kennt Ihren Körper besser als Sie.

Verbrennungen müssen nicht sein

Wie unverzichtbar unsere Haut ist, wird im Krankenhaus bei schweren Verbrennungen deutlich. Schon ein Verlust von 20 Prozent der Hautfläche kann tödlich enden. Ab einer Temperatur von 47 Grad Celsius schlagen die Schmerzrezeptoren Alarm, und die Haut rötet sich. Ab 55 Grad Celsius entstehen nach knapp einer Minute Blasen und ab 60 Grad entstehen schwere Hautschäden. Somit liegt zwischen der behaglichen Wohlfühltemperatur von 25 Grad und dem Wärmetod der Haut ein Unterschied von nur 35 Grad. Dem größten Risiko für Verbrennungsunfälle sind Sie dabei innerhalb Ihrer eigenen vier Wände ausgesetzt. Testpiloten und Rennfahrer einmal ausgenommen, ereignen sich 70 Prozent der Verbrennungsunfälle im häuslichen Umfeld, weshalb Frauen und Kinder am häufigsten betroffen sind. Von diesen häuslichen Unfällen sind wiederum 80 Prozent selbst verschuldet. Je nachdem wie tief die Verbrennung ausfällt, kann die Heilung viele Tage, Wochen oder Monate dauern. Bei kleineren Verbrennungen können Sie die betroffene Stelle fünf Minuten unter dem laufenden Wasserhahn kühlen. Greifen Sie auf keinen Fall zu Eiswürfeln oder Kühlpads. Das scheint zwar naheliegend, schädigt die betroffene Hautstelle durch Erfrierungen aber letztlich nur noch stärker. Bei größeren Hautverbrennungen oder Blasenbildung müssen Sie zum Arzt gehen, denn wenn mehr als 10 Prozent der gesamten Hautfläche verbrannt sind (etwa ein Arm oder ein halbes Bein), droht Lebensgefahr. Am besten ist jedoch, Sie richten Ihr Wohnumfeld so ein, dass die Gefahr von Verbrennungen möglichst gering ist.

So können Sie Verbrennungen verhindern

Halten Sie die Kabel von Wasserkocher, Kaffeemaschine & Co. so kurz wie möglich und stellen Sie die Geräte möglichst dicht an die Wand.
Kinder ziehen gerne an herumhängenden oder losen Kabeln, an denen vielleicht ein Topf mit heißem Wasser hängt.

Tee, Kaffee oder Brühe in sichere Entfernung stellen, wenn Kinder in Ihrer Nähe sind.
Eine heiße Tasse Tee genügt, um 30 Prozent der Haut eines Kleinkindes zu verbrennen.

Heiße Speisen oder Getränke gehören nicht auf den Tisch, an dem auch Kinder sitzen.
Die meisten Hautverbrühungen bei Kindern passieren rund um den Tisch. Weil die Schweizer zum Beispiel sehr viel öfter beim gemütlichen Käsefondue zusammensitzen, sorgen umgekippte Töpfe, flüssige Brennstoffe oder Brennpasten auch viel häufiger für Brandverletzungen als in Deutschland.

Wärmflaschen niemals mit kochendem Wasser befüllen.
Beim Drauflegen, -setzen oder -springen könnte die Wärmflasche platzen.

Kinder dürfen niemals alleine inhalieren.
Der heiße Dampf tut bei Erkältungen zwar gut, aber das Risiko, die heiße Wasserschale umzustoßen, ist sehr groß.

Verzichten Sie auf flüssige Grillanzünder.
Flüssige Brennstoffe wie Spiritus oder Benzin sorgen immer wieder für Stichflammen, Explosionen oder Verpuffungen, die bis zu mehreren Metern weit reichen können.

Legen Sie niemals Tücher oder Decken über Lampen.
Egal wie kuschelig oder schummerig Sie es Ihren Kindern machen wollen – abgedeckte Lampen werden so heiß, dass der Stoff sich entzünden und einen Brand verursachen kann.

Hilfe – Blut! Was tun bei Verletzungen?

Bei Hautverletzungen ist der Schreck erst einmal groß. Das Blut fließt, die Wunde schmerzt, und weil die meisten Unfälle im Haushalt passieren, ist der nächste Arzt weit weg. Dabei sieht es oftmals viel schlimmer aus, als es tatsächlich ist. Denn die Haut weiß bei Verletzungen genau, was sie tun muss. Unter unserer papierdünnen Oberhaut wimmelt es nämlich nur so von Leben. Ein dichtgepacktes Geflecht aus Blutgefäßen, Nervenfasern, Hautgewebe und Immunzellen versorgt unsere Körperhülle mit allem, was sie zum Schutz vor Rissen, Wunden und Verletzungen braucht. Das dichte Nervennetz registriert jeden kleinsten Schnitt oder Pikser und reagiert daher selbst auf oberflächliche Verletzungen mit Schmerz. Das dichte Adernetz schwemmt Keime dank der starken Blutung sofort aus. Und das dichte Hautgewebe sorgt für die sofortige Reparatur und Regeneration der verletzten Hautstelle. Diese komplexen Prozesse sind verantwortlich dafür, dass die Haut sich nach Verletzungen vollständig erneuert und dabei in den meisten Fällen keine sichtbaren Narben hinterlässt. Deshalb sind Hautverletzungen oftmals unangenehm schmerzhaft, aber letztlich harmlos. Die mit Abstand häufigste Hautverletzung ist dabei die Schnittwunde. Weil nur scharfe Messer gute Messer sind, ist die Küche der Ort des Schreckens. Zwiebeln hacken, Gemüse schnippeln oder Fisch filetieren: Die Möglichkeiten für Schnittwunden im Alltag sind schier unendlich. Nutzen Sie deshalb in der Küche nur Messer, die gut in der Hand liegen und nicht zu klein sind. Auch ein vernünftiges Schneidbrett reduziert das Risiko für Schnippelunfälle ungemein. Immer wieder sehe ich in der Notaufnahme Patienten, die Zwiebeln oder Gurken *in* der Hand geschält oder Brot *vor* der Brust geschnitten haben.

In der Notaufnahme – Patientenstory

Weil das Thema »Schnittwunden« ohne Weiteres ein ganzes Buch mit Erlebnissen aus der Notaufnahme füllen könnte, erzähle ich Ihnen von zwei ganz besonderen Begegnungen. Zunächst müssen Sie wissen, dass die wenigen Stunden Schlaf zwischen den Notfalleinsätzen beim Nachtdienst in der Klinik so ziemlich das Heiligste sind. Da überlegt man sich zweimal, ob man den schlafenden Kollegen in die Notaufnahme ruft oder nicht. Jedenfalls hörte ich eines Nachts meinen Kollegen aus der Chirurgie im nebenliegenden Behandlungszimmer nur laut fluchen: »Das kann doch nicht wahr sein!« Um 4:00 Uhr in der Früh war ein Mann in die Notaufnahme gekommen, hatte auf wiederholte Nachfrage von einer »besonders schlimmen Schnittverletzung« berichtet und dabei auf seinen selbstgewickelten Verband gezeigt. Also wurde der Chirurg aus dem Bereitschaftsdienst geweckt, der Verband entfernt und die Wunde gesäubert. Weil ich vermutete, dass der Kollege Hilfe brauchen würde, eilte ich zu ihm und staunte ebenfalls nicht schlecht: Da war gar keine Wunde! Die besagte Schnittwunde war so klein, dass man auch von einer Nadelstichverletzung hätte sprechen können. Trotzdem war der Patient felsenfest davon überzeugt, dass es sich um eine »besonders schlimme Schnittwunde« handeln würde, denn das Küchenmesser sei schließlich richtig lang gewesen. Nachdem ich meinen Kollegen mit einem versöhnlichen Lächeln zur Kaffeemaschine entlassen hatte, erklärte ich dem Patienten in Ruhe, ab wann man unter Ärzten von einer »besonders schlimmen Schnittwunde« spricht. Dazu erzählte ich ihm die Geschichte eines älteren Herrn, der vor einigen Wochen in die Notaufnahme kam, weil er sich »irgendwie an der Hand verletzt hätte«. Nach der Anmeldung setzte er sich geduldig ins Wartezimmer und fragte nach einer Stunde bei der Schwester freundlich nach Eis. Auf die Nachfrage, wofür er das Eis denn brauchen würde, antwortete er, dass man Eis doch zum Kühlen nutzen sollte, wenn man sich einen Finger abgeschnitten hat. Danach ging alles ganz schnell. Es wurde die ganze Nacht durch operiert, bis ein Großteil der Hand, in die sich der Patient mit der Kreissäge geschnitten hatte, samt Fingern gerettet werden konnte. So zeigen beide Geschichten, dass beim Thema Schnittwunden die Wahrheit oft in der Mitte liegt und man auf jeden Fall besser einmal mehr nachfragt.

Die meisten Alltagsverletzungen sind aber zum Glück harmlos und können problemlos selbst versorgt werden. Meine »Lieblingsschnittwunde« kommt zum Beispiel vom Papiernachlegen im Drucker. Wann immer die Warnmeldung »Druckerpapier alle« erscheint, treten mir in Erwartung der scharfen Papierkanten die Schweißperlen auf die Stirn. Warum gerade Papierschnittwunden so höllisch weh tun, ist mir jedenfalls bis heute ein Rätsel. Auch Schürfwunden, die klassischen Spiel-, Sport- und Spaßverletzungen, sind zwar nur oberflächlich, bluten aber trotzdem stark und tun obendrein verdammt weh. Wenn nur die obere Hautschicht abgeschürft ist, lässt sich die Wunde abtupfen, säubern und selbst versorgen. Kleine Verletzungen heilen dabei am besten an der Luft. Verzichten Sie also auf Pflaster. Stillen Sie die Blutung, lassen Sie die Wunde an der Luft trocknen, und nach 24 Stunden ist sie mit einem ersten Schorf überzogen. Wenn Sie die Wunde mit Pflastern luftdicht versiegeln, züchten Sie nur Keime und riskieren eine Entzündung.

Aber wenn die untere Hautschicht ebenfalls aufgerissen oder geplatzt ist, sollten Sie lieber zum Arzt gehen. Auch Platzwunden, Prellungen und andere Folgen stumpfer Gewalteinwirkung durch Schläge oder Stürze sollten ärztlich versorgt werden. Denn bei Platzwunden ist die Haut buchstäblich geplatzt, blutet stark und muss innerhalb von sechs Stunden genäht werden, um komplikationslos zu verheilen. Bei Prellungen platzt die Haut zwar nicht auf, aber darunter können innere Schäden an Lunge, Leber oder Milz starke Schmerzen verursachen und ernste Konsequenzen haben. Auch Bisse sehe ich immer wieder. Besonders gefährlich sind dabei Bisswunden von Menschen aufgrund der Erreger, die sich im Mundraum und somit im menschlichen Speichel befinden. Dabei frage ich mich jedes Mal, welche Geschichten wohl wirklich hinter den vielen Bisswunden stecken.

Wer hat gebissen? – Patientenstory

Erstaunlicherweise haben gerade die Geschichten rund um Bisswunden immer einen doppelten Boden. Oft berichten Patienten nämlich zunächst von einem völlig anderen Hintergrund der Verletzung. So hatte ich einmal eine Patientin, die mir zu ihrer Bissverletzung am Oberarm irgendetwas von einem Nachbarhund erzählte, der sie ganz aus Versehen und vor lauter Schreck beim Kirschenpflücken angesprungen haben soll. Die Geschichte klang nicht nur etwas fadenscheinig, sondern passte auch nicht so recht zu dem Muster der Bissverletzung. Das sah nämlich so gar nicht nach Hund aus, sondern eher wie man es von einem Gebissabdruck beim Zahnarzt kennt: gleichmäßig rund, statt von Reißzähnen zerlöchert. Obendrein sah ich ihren Freund, für eine Bisswunde auffallend nervös, während der gesamten Untersuchung im Wartezimmer auf und ab laufen. Schließlich erkundigte ich mich bei der Patientin mit einem sanften Lächeln nach dem Namen des Hundes. Daraufhin platzte der Knoten und es stellte sich heraus, dass der Biss beim übereifrigen Liebesspiel, das ein wenig über gewöhnliches Knabbern hinausging, entstand. Dem Freund war die Wahrheit zwar noch peinlicher als der Patientin, am Ende verließen aber beide sichtlich erleichtert und mit einer professionell versorgten Bisswunde die Notaufnahme.

Bei Bisswunden, egal ob von Hund, Katze oder Mensch und egal wie sie sind: Es ist immer Vorsicht geboten. Jede Hautverletzung, die irgendwie tiefer als nur wie ein Kratzer aussieht oder sich entzündet, müssen Sie einem Arzt zeigen. Was Sie bei Hautverletzungen also selbst tun können und wann Sie doch zum Arzt müssen, können Sie in der folgenden Übersicht auf einen Blick erkennen:

Hautverletzung	Was kann ich tun?	Wann zum Arzt?	Was kann der Arzt tun?
Schnittwunde	• Wunde unter lauwarmem Wasser säubern • mit keimfreiem Verbandmaterial abtupfen • breites Pflaster zur Abdeckung der Wunde	• tiefe Schnittverletzung bis »ins Fleisch« • Sehnen oder die Fettschicht der Unterhaut sind sichtbar • starke, unstillbare Blutung	• Wunde nähen
Schürfwunde	• mit keimfreiem Verbandmaterial abtupfen • Wunde säubern, desinfizieren und an der Luft trocknen lassen • breites Pflaster zur Abdeckung der Wunde (ideal: Alginatpflaster)	• nach dem Abtupfen weiterhin starke und langanhaltende, großflächige Blutung	• Wunde mit entsprechendem Material versorgen und Blutung stoppen

Platzwunde	• keimfreies Verbandsmaterial auf die Blutung pressen • sofort zum Arzt gehen	• sofort (innerhalb von 6 Stunden)	• geplatzte Wundränder glätten und sauber zusammennähen
Prellung	• harmlose Prellungen schwellen nur kurzzeitig an • geprellte Körperstelle hoch lagern und kühlen	• starke oder stechende Schmerzen • bei Prellungen am Kopf: Übelkeit, Schwindelgefühl oder Kopf- und Nackenschmerzen	• Röntgen- und Ultraschalluntersuchung der inneren Organe
Verbrennungen	• Hautstelle 5 Minuten unter dem laufenden Wasserhahn kühlen (aber nicht zu kalt)	• es bilden sich Blasen • großflächige Verbrennung • Frösteln und Unterkühlung	• behutsame Versorgung der Wunde, Entfernung von toter Haut, gegebenenfalls OP, um Eigenhauttransplantation vorzunehmen

Für den Hausgebrauch empfehle ich Ihnen, immer einen Verbandskasten mit Kompressen, Verbänden und Pflaster sowie ein nicht-brennbares Desinfektionsmittel in greifbarer Nähe zu haben. Um Entzündungen und Infektionen vorzubeugen, waschen Sie sich immer gründlich die Hände, *bevor* Sie beginnen, die Hautverletzung zu versorgen.

Wann zum Arzt?

- Ist die Wunde tief, groß oder stark blutend? Gehen Sie zum Arzt!
- Wird die Wunde warm, rötet sich oder beginnt stark zu »suppen«? Gehen Sie zum Arzt!
- Wird die Wunde mit der Zeit immer schmerzhafter? Gehen Sie zum Arzt!
- Ich sage das so deutlich, weil Ihr Arzt Ihnen und Ihrer Haut am besten helfen kann, wenn die Wunde »frisch« bzw. nicht älter als sechs Stunden ist. Die hässlichen Narben, die keiner haben möchte, entstehen meistens nämlich nur, weil die ausgefransten Ränder der Wunde nicht glatt zusammenwachsen *können*.

Wann den Notarzt rufen?

- Steckt irgendetwas Spitzes (Ast, Schirmständer, Glas) tief im Fleisch? Rufen Sie 112 an! Auf keinen Fall selbst herausziehen!
- Ein Körperteil ist abgetrennt? Nicht verlieren, sondern kühl lagern und 112 anrufen!

- Sind größere Hautpartien verbrannt oder verbrüht? Rufen Sie 112 an!
- Die Wunde blutet sehr stark oder spritzt, und Ihnen ist schwindlig oder übel? Rufen Sie 112 an!

Die häufigsten Hautprobleme – Tipps und Behandlungshilfen

Fußpilz – treuer Begleiter des Menschen

Am liebsten mögen sie es feucht und warm. Die Rede ist von Fadenpilzen, sogenannten Dermatophyten, die es sich zuerst zwischen den Zehen gemütlich machen und vom kleinen Zeh aus bis zu den Fußnägeln wandern können. Fuß- oder Nagelpilze haben nichts mit mangelnder Hygiene zu tun. Ihnen ist es egal, ob der Fuß sauber oder schmutzig ist, sie reisen auf abgestoßenen Hautschuppen und lauern in Hotelzimmern, Umkleidekabinen, Schwimmbädern und überall dort, wo viele Menschen barfuß laufen. Deshalb gilt an diesen Orten: **Immer** Badelatschen tragen! Wenn die Haut zwischen Ihren Zehen sich rötet, feucht anfühlt, weißlich verfärbt und leicht einreißt, sollten Sie direkt zum Hautarzt gehen. Dort wird der Pilztyp genauer bestimmt, um schnellstmöglich mit einer gezielten Therapie zu beginnen. Denn ein Fuß- oder Nagelpilz ist gekommen, um zu bleiben, und heilt nicht von selbst. Deshalb gilt: Je früher Sie den Pilz professionell behandeln, desto eher sind Sie ihn wieder los.

Hautpilz ist eine der häufigsten Infektionen, und jeder dritte Erwachsene läuft irgendwann in seinem Leben einmal mit einem Fußpilz herum. So können Sie sicher sein, mit Pilzsporen öfters in Berührung zu kommen. Aber ähnlich wie beim Herpes muss es trotz des Kontakts nicht zwangsläufig zum Ausbruch kommen. Die Haut ist in jungen Jahren dicker und besser durchblutet, und die Schutzbarriere hält äußeren Erregern besser stand. Chronisch Kranke und ältere Menschen sind häufiger betroffen, weil die Körperabwehr geschwächt bzw. die Haut dünner ist. Der Pilz kann daher leichter eindringen und sich ausbreiten.

So schütze ich mich vor Fußpilz

- Wenn möglich nicht barfuß laufen an feuchtwarmen Orten (Schwimmbad, Sauna, Fitnessstudio ...).
- Tragen Sie auch im Hotelzimmer immer Badelatschen oder Socken.
- Füße immer trockenhalten, besonders die Zehenzwischenräume (notfalls trockenföhnen).
- Benutzen Sie immer Ihr eigenes Handtuch.
- Socken, Handtücher, Fußmatten bei mindestens 60 Grad waschen.
- Bequeme, atmungsaktive Schuhe tragen.
- Achten Sie auf gepflegte und geschmeidige Füße! Hautrisse oder -schädigungen sind ideale Eintrittspforten für Pilze.

Schuppenflechte ist für alle da

Romy Schneider, Zarah Leander, Winston Churchill und Josef Stalin – viele Berühmtheiten sollen an Schuppenflechte gelitten haben. Weil die Schuppenflechte eine weitverbreitete Krankheit ist, bleiben auch die Schönen und Reichen nicht von ihr verschont. Mit zwei Millionen Erkrankten gehört die Schuppenflechte, der Hautarzt spricht von Psoriasis, zu den häufigsten Hautkrankheiten überhaupt. Bei Schuppenflechte arbeitet Ihre Haut auf Hochtouren. Während gesunde Haut vier Wochen braucht, um sich einmal komplett zu erneuern, wachsen und sterben die Hautzellen bei Schuppenflechte innerhalb weniger Tage so schnell, dass täglich eine Menge Hautschuppen herabrieseln. Die gute Nachricht ist: Schuppenflechte ist nicht ansteckend. Die schlechte Nachricht lautet: Schuppenflechte ist nicht heilbar, aber dennoch gut behandelbar. Eine Schuppenflechte kann bei jedem Patienten anders aussehen (von kleinen geröteten Stellen mit silbernen Schuppen bis zum Ganzkörperbefall) und ist auch im Verlauf äußerst flexibel (saisonal, in Schüben oder chronisch). Sie sollten zum Hautarzt gehen, wenn Sie Hautstellen entdecken, die gerötet sind und schuppen. Ihr Hautarzt wird Sie fragen, ob Ihre Haut schon einmal entzündet war und ob sie juckt oder brennt. Er wird Sie auch genau untersuchen und an typischen Körperstellen wie Kopfhaut, Ellenbogen, Knien und Nägeln nach entzündeten Hautstellen mit silbernen Schuppen suchen. Zusammen mit einer Blutprobe und einer Kratzprobe Ihrer entzündeten Haut kann Ihr Arzt dann eine gezielte Diagnose stellen und Sie optimal therapieren.

Graue Haare und Glatze

In dem Lehrbuch *»Die Haut im Alter und ihre Krankheiten«* aus dem Jahr 1973 erfährt man, dass es eigentlich gar keine grauen Haare gibt, sondern Grauhaarigkeit eine optische Täuschung des Nebeneinanders von weißen und pigmentierten Haaren ist. So weit, so gut. Politisch weniger korrekt wird es dann jedoch mit der Aussage, dass »Neger im übrigen etwa 10 Jahre später als Europäer zu ergrauen pflegen« – nämlich durchschnittlich erst Mitte 40, statt schon Mitte 30.

Auch dass männliches Haar schneller wächst als weibliches, erscheint politisch wenig korrekt, wird aber durch den Fakt aufgewogen, dass es dafür eher auszudünnen beginnt. So ist die maximale Geschwindigkeit des Haarwachstums bei Männern spätestens mit dem 30. Lebensjahr erreicht, bevor es zwischen dem 50. und 60. Lebensjahr zu einer Verlangsamung kommt.

Jucken & Kratzen – im Teufelskreis der Neurodermitis

Der natürliche Schutzmantel der Haut ist defekt, und ständiges Jucken und Kratzen sind die Folge. Rund drei Prozent der Deutschen leiden an Neurodermitis, einer bis heute unheilbaren Hauterkrankung. So unterschiedlich aber die Ursachen sein können, so vielfältig sind die Behandlungsmöglichkeiten. Sicher ist nur: Wer kratzt, hat schon verloren. Denn das macht den Juckreiz erst richtig wild, die Haut wird blutig und entzündet sich. Der Jucken-Kratzen-Teufelskreis muss also durchbrochen werden.

Nicht verrückt werden, wenn es juckt

- Erste-Hilfe-Maßnahme: Entspannung! Einatmen – Ausatmen. Wie Sie entspannen, ist egal: beim Yoga, Stricken, Kochen oder Meditieren. Wichtig ist nur, dass Sie wissen, wie Sie Alltagsstress wirksam abbauen können.

- Wenn die Haut nach dem Duschen oder Baden juckt, heißt es: cremen, cremen, cremen. Denn geschmeidige Haut juckt weniger.
- Achten Sie auf die richtigen natürlichen Inhaltsstoffe in Ihren Pflegeprodukten. Teebaumöl, Kamille und Co. machen es meist nur schlimmer.
- Deo, Parfüm und andere Duftstoffe können die Haut reizen. Sprühen Sie Parfüm deshalb nur auf die Kleidung.
- Bevor Ihnen enganliegende kratzige Wollpullis den Rest geben, lassen Sie etwas Luft zwischen Haut und Kleidung.
- Juckender Haut tun Sie mit frischer Luft, kühlen Räumen und etwas Luftfeuchtigkeit einen großen Gefallen. Stellen Sie Wasserschälchen zur Verdunstung auf, lüften Sie regelmäßig, und überheizen Sie Ihre Wohnung nicht.
- Erforschen Sie das Jucken! Wann juckt es? Wie lange? Wo? Vielleicht juckt es immer genau dann, wenn Sie einen Apfel gegessen, ein neues Deo benutzt oder ein bestimmtes Medikament eingenommen haben. Durch aufmerksame Beobachtung erkennen Sie schnell ein Muster, das den Auslöser bzw. die Ursache der Beschwerden verrät. Schreiben Sie Ihre Beobachtungen auf, und besprechen Sie Ihren Verdacht mit Ihrem Arzt.

Testen Sie Ihr Wissen: Haut-Quiz

Sie haben bereits eine Menge über Ihre Haut erfahren. Jetzt können Sie Ihr Wissen überprüfen!

1. Frage

Wenn die Poren verstopft sind, bilden sich –

Mitbewohner
Mitesser
Mitläufer
Mitstreiter

2. Frage

Die Haut gilt als größtes und schwerstes Organ des Menschen. Wie viel wiegt sie etwa?

Bis zu 2,5 kg
Bis zu 5 kg
Bis zu 7,5 kg
Bis zu 10 kg

3. Frage

Menschen mit einer Mischhaut haben oft Probleme in der sogenannten –

I-Zone
O-Zone

X-Zone
T-Zone

4. Frage
Wie heißen die Farbpigmente, die für die Färbung der menschlichen Haut verantwortlich sind?

Melamin
Melanin
Melanom
Melatonin

5. Frage
Welchen pH-Wert verträgt die Haut am besten?

4,5
5,5
6,5
7,5

6. Frage
Welche Hautschicht heißt Epidermis?

Oberhaut
Unterhaut
Lederhaut
Hornhaut

7. Frage
Für trockene Haut gibt es viele Empfehlungen.
Drei der folgenden stimmen, eine aber nicht.
Welche ist es?

pH-neutrale Waschlotionen
rückfettende Cremes

heiße, lange Schaumbäder
kurze Duscheinheiten

8. Frage

Die Haut verfügt über Tastrezeptoren. Das sind kleine Bewegungsmelder, die registrieren, was auf der Oberfläche passiert. Einige Rezeptoren reagieren auf den Druck scharfkantiger Objekte. Wie heißen sie?

Merkel-Zellen
Steinbrück-Zellen
Westerwelle-Zellen
Tiefensee-Zellen

9. Frage

Ab welchem Alter darf man sich in Deutschland auf die Sonnenbank legen?

Ab 6 Jahren
Ab 12 Jahren
Ab 16 Jahren
Ab 18 Jahren

10. Frage

Nesselsucht ist eine Erkrankung der Haut. Sie äußert sich in Form von:

großflächigen Quaddeln
kleinen, roten Pickeln
Pigmentstörungen
trockener, schuppiger Haut

11. Frage

Was wird als Papel bezeichnet?

Ein Knötchen in der Haut
Eine Farbveränderung der Haut

Ein Hohlraum in der Haut
Ein Pfropfen, der den Ausgang der Talgdrüse verstopft

12. Frage
Übermäßiges oder krankhaftes Schwitzen nennt man –
Hyperhydration
Hyperaktivität
Hyperalgesie
Hyperhydrosis

13. Frage
Wodurch werden Warzen ausgelöst?
Bakterien
Viren
Pilzsporen
Parasiten

14. Frage
Wie äußert sich eine sogenannte Psoriasis auf der Haut?
mit einem brennenden, schmerzenden Ausschlag
mit eitrigen Pusteln
mit rötlichen Flecken und silbrigen Schuppen
mit kleinen Bläschen, die aufplatzen und bluten

Sie können das gesamte Quiz auch hier machen:
www.stern.de/hautquiz

Auflösung Haut-Quiz

1. Mitesser
2. Bis zu 10 kg
3. T-Zone
4. Melanin
5. 5,5
5. Oberhaut
7. heiße, lange Schaumbäder
8. Merkel-Zellen
9. ab 18 Jahren
10. großflächigen Quaddeln
11. ein Knötchen in der Haut
12. Hyperhydrosis
13. Viren
14. mit rötlichen Flecken und silbrigen Schuppen

Nachwort

Einem französischen Sprichwort nach bedeutet Gesundheit das Schweigen der Organe. Eine gesunde und schöne Haut ist deshalb die beste Visitenkarte für Ihre Gesundheit.

Wir haben gesehen, dass Sie Ihrer Haut mit einer gesunden Ernährung, ausreichend körperlicher Aktivität, genügend Schlaf und Stressabbau den größten Gefallen tun. Vorzeitiger Hautalterung und Faltenbildung beugen Sie mit denselben Maßnahmen vor, die Ihnen bekanntermaßen zu einem langen und gesunden Leben verhelfen können. Damit gelten für die Gesundheit Ihres größten Organs dieselben Bedingungen wie für den Rest Ihres Körpers. Mit einem gesunden Lebensstil schlagen Sie also gleich zwei Fliegen mit einer Klappe.

Dass sich die kosmetische Chirurgie zum wachstumsstärksten Bereich der Medizin entwickelt hat, sollte uns jedoch nachdenklich stimmen. Denn als Organ der äußeren Erscheinung spiegelt die Haut einen gesellschaftlichen Trend, der Autos, Smartphones, Küchen und Körper gleichermaßen erfasst hat: makellose Perfektion. Das neue Smartphone *G Flex* von LG zum Beispiel verfügt über eine besondere Beschichtung, die Kratzer umgehend verschwinden lässt und damit wie eine selbstheilende Haut immer perfekt glatt bleibt. Weil jeder von uns täglich mit bis zu 2000 Werbebotschaften bombardiert wird, sind wir der Frage nachgegangen, was eine gesunde Haut wirklich braucht. Dabei haben wir gesehen, dass eine Haut im natürlichen Gleichgewicht überraschend wenig braucht. Rund um Hautpflege, Kosmetik und Anti-Aging scheint weniger oftmals sogar mehr zu sein.

Auch wenn Sie bereits unter Hautproblemen leiden, sind Sport und Ernährung die entscheidenden Faktoren im Heilungsprozess bzw. im alltäglichen Umgang. Denn ein gesunder Lebensstil hat einen positiven Einfluss auf das Immunsystem und stärkt damit auch die Abwehrkräfte Ihrer Haut. Das verbreitete Vorurteil, dass Hauterkrankungen immer Ausdruck psychischer Belastungen sind, hat sich nur in ausgewählten Fällen bestätigt. Wenn die Haut also überhaupt zu uns spricht, dann sehr leise. Umso wichtiger ist es, Ihrer Haut die nötige Aufmerksamkeit und Zuwendung zu schenken. Das gilt vor allem beim Thema Hautkrebs und Sonnenschutz. Das wissenschaftliche Verständnis des komplexen Zusammenspiels zwischen Haut, Immunsystem, Psyche und Lebensstil steht derweil noch ganz am Anfang. Als gesichert gilt hingegen die Beobachtung, dass Lachen nicht nur Ihre Haut glücklich macht. In diesem Sinne wünschen wir Ihnen und Ihrer Haut beste Gesundheit.

Glossar

Basaliom Helle Hautkrebsart; es wächst vorwiegend und mitunter großflächig an Hautstellen mit starker UV-Strahlungsbelastung, bildet aber keine Metastasen (Tochtergeschwülste) aus.

Blase Ein mit Flüssigkeit gefüllter Hohlraum in der obersten Hautschicht; entsteht beim Tragen zu enger Schuhe bzw. an mechanisch strapazierten Hautstellen.

Biopsie Chirurgische Entnahme von Hautgewebe zur mikroskopischen Untersuchung.

Botox Muskellähmendes Nervengift, hergestellt mit Ausscheidungen des Bakteriums *Clostridium botulinum*.

Cellulite Auch bezeichnet als »Orangenhaut«, beide Begriffe dienen als umgangssprachliche Beschreibung unebener Haut am weiblichen Unterkörper. Ursprünglich entstand die Bezeichnung »Cellulite« in den 60er Jahren im Umfeld amerikanischer Beauty-Salons. Wurden zunächst Schlacken oder andere Ablagerungen von Stoffwechselendprodukten unter der Oberhaut als Ursachen vermutet, weiß man es heute besser: Durch hormonelle Veränderungen bedingt, zeichnen sich die Kollagenstränge des gitterartigen Bindegewebes durch das zunehmende Fettgewebe der Unterhaut auf der Hautoberfläche ab. Dieses Hautbild hat jedoch keinerlei Krankheitswert und gilt daher als rein ästhetisches Problem.

Creme Gemisch aus Öl, Wasser und Emulgatoren, bis zu 2 Prozent Konservierungsstoffen und 1 Prozent Farbstoffen.

Fleck Ein Fleck hat eine andere Farbe als die restliche Haut, ist lokal begrenzt und immer flach. Ursachen können eine Entzündung, körperfremde Substanzen, Durchblutungs- oder Pigmentstörungen sein.

Gel Alkohol-Wasser-Gemisch.

Geschwür Bildet sich, wenn mehrere Hautschichten verletzt sind, und heilt meistens nicht ab, ohne eine Narbe zu hinterlassen.

Ekzem Viel verwendeter Sammelbegriff für entzündliche Hautveränderungen zu denen Juckreiz, Rötungen, Schwellungen und Bläschen gehören. So vielfältig wie die Symptome sind, können auch die Ursachen sein, weshalb Sie bei anhaltenden Beschwerden unbedingt ärztlichen Rat einholen sollten.

Kollagen ist das häufigste Protein des menschlichen Körpers (30 Prozent) und sorgt als faserbildendes Protein für die nötige Struktur von Haut, Knochen, Zähnen, Bändern und Sehnen. Neben den bisher bekannten, knapp 30 verschiedenen Kollagentypen entdeckt die Wissenschaft ständig neue Kollagene mit den verschiedensten Aufgaben und Funktionen für den gesamten Stützapparat unseres Körpers.

Kortikosteroide Sie sind die Klassiker unter den Medikamenten beim Hautarzt; bremsen das Immunsystem aus und unterdrücken so jede Entzündung. Als Salbe wirkt Kortison nur auf der behandelten Hautstelle, während die Tablette im ganzen Körper seine Wirkung entfaltet. In beiden Fällen eignet sich Kortison aufgrund möglicher Nebenwirkungen aber nicht zur Dauerbehandlung.

Knoten (> 5 mm)/Knötchen (< 5 mm) Hautverdickung, die sich nach etwas längerer Zeit meist komplett zurückbildet und keine Narben hinterlässt. Entsteht etwa bei einem geplatzten Pickel, dessen Bakterien das benachbarte Gewebe befallen.

Kruste siehe Schorf

Laser Erhitzt Hautgewebe durch gebündeltes Licht. Bei der vergleichsweise risiko- und nebenwirkungsarmen Behandlungsmethode erreichen unterschiedliche Laser mit unterschiedlicher Intensität verschiedene Hautschichten. Ob der Einsatz eines Lasers sinnvoll ist, hängt vom Behandlungsziel ab.

Lederhaut (auch Dermis oder Corium) Fest mit der Oberhaut verbundene mittlere Hautschicht, die ihren Namen tatsächlich der Verwendung als Material zur Lederherstellung verdankt. Durchzogen von Kollagenfasern, Blut- und Lymphgefäßen, Haarwurzeln und Sinneszellen übernimmt die Lederhaut als unverzichtbarer Bestandteil der Haut jedoch viel wichtigere Funktionen, statt nur als modisches Accessoire verwendet zu werden.

Lotion (auch »Milch« genannt) Enthält einen höheren Wasseranteil als eine Creme.

Pigmentation, Hautpigmente UV-Strahlung regt als natürlicher Sonnenschutz die Pigmentzellen in der Oberhaut an, braunen Farbstoff zu bilden, der in den Hautzellen eingelagert die Haut »braun« erscheinen lässt.

Phototherapie Lichttherapie mit UV-A- oder UV-B-Strahlung, geeignet bei großflächiger Neurodermitis oder Schuppenflechte. Aufgrund des Hautalterungseffekts der UV-Strahlung sollten Phototherapien nur gezielt eingesetzt werden.

Pustel Mit Eiter gefüllte rötliche Blase mit weißem Kopf. Verursacht durch Akne, Insektenstiche oder bakterielle Infektionen »blühen« Pusteln meistens im Gesicht, auf Schultern, Rücken, Hals, Beinen und Po.

Quaddel Juckende Hautstelle, die zuerst weiß anschwillt, sich dann rötlich färbt und schließlich nach einigen Stunden verschwindet. Weil die Berührung von Brennnesseln Quaddeln verursacht, spricht man auch von Nesseln oder Nesselsucht.

Risse Tiefere Einrisse der Haut an stark verhornten Stellen, etwa der Ferse.

Salbe (auch Creme oder Paste) Zähes Öl-Wasser-Fett-Gemisch zur oberflächlichen Anwendung auf der Haut.

Schorf Verhärtete, raue und trockene Hautoberfläche und ein natürlicher Arbeitsschutz der Hauterneuerung. Deswegen *müssen* Sie ihn in Ruhe lassen und dürfen nicht daran herumkratzen oder pulen (auch wenn die Versuchung groß ist).

Schuppen Abgestorbene Hautzellen, die der natürliche Prozess der Hauterneuerung entsorgt. Erst wenn schuppende Hautstellen jucken, verkrusten oder sich entzünden, sollten Sie Ihren Arzt um Rat fragen.

Seife Das älteste Reinigungsmittel der Menschheit, Mischung aus Öl oder Fett und alkalischen Substanzen.

Sonnenschutzmittel Lotion, Gel oder Creme mit chemischen oder physikalischen Substanzen zum UV-Schutz.

Sonnenterrassen Hautstellen, die ständig dem Tageslicht ausgesetzt sind.

Stachelzellkarzinom Helle Hautkrebsart, die vor allem an Hautstellen entsteht, die UV-Strahlung ausgesetzt ist.

Tumor Umgangssprachliche Beschreibung unkontrolliert wachsender Körperzellen mit gutartigen oder bösartigen Wucherungen bzw. Schwellungen.

UV-Strahlen Ultraviolette Strahlung des Sonnenlichts mit je unterschiedlicher Wellenlänge und Risiken für Hautschäden.

Für Ihre Notizen

Literatur

1 Krutmann, J. et al.: Hautalterung: Grundlagen – Prävention – Therapie: Springer. 2008.

2 Schafer, T. et al.: The epidemiology of nevi and signs of skin aging in the adult general population: Results of the KORA-survey 2000. *The Journal of investigative dermatology.* Jul 2006; 126 (7): 1490–1496.

3 Guyuron, B. et al.: Factors contributing to the facial aging of identical twins. *Plastic and reconstructive surgery.* Apr 2009; 123 (4): 1321–1331.

4 Fisher, G. J. et al.: Pathophysiology of premature skin aging induced by ultraviolet light. *The New England journal of medicine.* 1997; 337 (20): 1419–1428.

5 Okada, H. C. et al.: Facial changes caused by smoking: a comparison between smoking and nonsmoking identical twins. *Plastic and reconstructive surgery.* 2013; 132 (5): 1085–1092.

6 Vierkotter, A. et al.: Airborne particle exposure and extrinsic skin aging. *The Journal of investigative dermatology.* 2010; 130 (12): 2719–2726.

7 Scharffetter-Kochanek, K. et al.: Photoaging of the skin from phenotype to mechanisms. *Experimental gerontology.* 2000; 35 (3): 307–316.

8 Sies, H. et al.: Nutritional protection against skin damage from sunlight. *Annual review of nutrition.* 2004; 24: 173–200.

9 Laukkanen, T. et al.: Association between sauna bathing and fatal cardiovascular and all-cause mortality events. *JAMA Intern Med.* 2015; 175 (4): 542–548.

10 Kligmann, L. H. (1982): Intensification of ultraviolet induced dermal damage by infrared radiation. *Arch Dermatol Res* 272: 229–238.

11 Techniker Krankenkasse: *Meinungspuls Sommer* 2010.

12 Hamermesh, D.: Beauty Pays: Why Attractive People Are More Successful. 2013.

13 Deutsche Krebshilfe: Ins rechte Licht gerückt – Krebsrisikofaktor Solarium. *Präventionsratgeber* 08.2012.

14 Hellenbrand, W. et.al.: Seroprevalence of herpes simplex virus type 1 (HSV-1) and type 2 (HSV-2) in former East and West Germany, 1977–1998. *Eur. J. Clin Microbiol. Infect. Dis.* 2005; 24 (2): 131–135.

15 Buske-Kirschbaum, A. et al.: Preliminary evidence for Herpes labialis recurrence following experimentally in-

duced disgust. *Psychotherapy and psychosomatics*. 2001; 70 (2): 86–91.

16 Evers, A. W. et al.: How stress gets under the skin: cortisol and stress reactivity in psoriasis. *The British journal of dermatology*. 2010; 163 (5): 986–991.

17 Dhabhar, F. S. et al.: Short-term stress enhances cellular immunity and increases early resistance to squamous cell carcinoma. *Brain, behavior, and immunity*. 2010; 24 (1): 127–137.

18 Deutsche Krebshilfe: Hautkrebs erkennen. *Früherkennungsfaltblatt*. 12.2014.

19 www.hautkrebs-screening.de